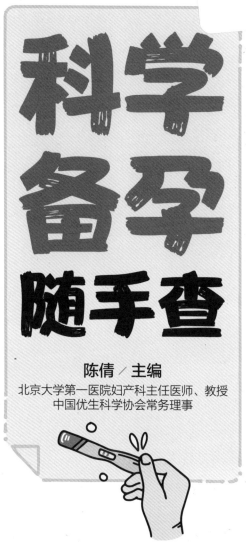

科学备孕随手查

陈倩／主编

北京大学第一医院妇产科主任医师、教授
中国优生科学协会常务理事

青岛出版集团｜青岛出版社

图书在版编目（CIP）数据

科学备孕随手查 / 陈倩主编 . -- 青岛：青岛出版社，2024.3

ISBN 978-7-5736-1803-0

Ⅰ . ①科…　Ⅱ . ①陈…　Ⅲ . ①优生优育 - 基本知识

Ⅳ . ① R169.1

中国国家版本馆 CIP 数据核字（2024）第 028976 号

《科学备孕随手查》编委会

主　编　陈　倩

编　委　石艳芳　张　伟　石　沛　王艳清

　　　　杨　丹　余　梅　杨　蕾　乔会根

书　　名	KEXUE BEIYUN SUISHOU CHA 科学备孕随手查
主　　编	陈　倩
出版发行	青岛出版社
社　　址	青岛市崂山区海尔路182号（266061）
本社网址	http://www.qdpub.com
邮购电话	0532-68068091
策划编辑	刘晓艳
责任编辑	郑万萍
封面设计	杨　丹
全案制作	悦然生活
内文图片	悦然生活　海洛创意
印　　刷	青岛海蓝印刷有限责任公司
出版日期	2024年3月第1版　2024年3月第1次印刷
开　　本	32开（890 mm×1240 mm）
印　　张	5
字　　数	130千
图　　数	107幅
书　　号	ISBN 978-7-5736-1803-0
定　　价	45.00元

编校印装质量、盗版监督服务电话：4006532017　0532-68068050

前言

小两口儿迈入婚姻殿堂后，孕育宝宝本应水到渠成，但不少夫妻在备孕过程中遇到了各种各样的问题：努力了很久也没怀上，去医院检查一切都正常；连续两胎都是胎停育，也没查出是啥原因引起的；35岁以上的高龄夫妻不知道该如何备孕……如何让更多的家庭成功孕育可爱的宝宝，围绕着这个关键点我创作了这本书。

这是一本可速查、可记录的备孕陪伴性科普图书，旨在帮助广大备孕家庭通过浅显易懂的图文和科学有序的备孕规划，减少孩子出生缺陷的发生，成功孕育健康可爱的宝宝。

本书以备孕调整期、备孕巩固期、备孕冲刺期和成功怀孕当月为时间线索，分阶段详细介绍了不同备孕时期的关注要点，如备孕夫妻都要进行的孕前身体检查、有利于受孕的生活环境和生活习惯、孕前该怎么运动、孕前营养补充、多方案结合调理可能影响怀孕的疾病、孕前的心理和物质准备等实用备孕知识。

本书创意排版设计，方便书写记录，既可用于记录备孕期间的日常生活、身体变化情况，也可书写备孕期间的情感状况。

想要宝宝的夫妻们快打开本书，为迎接宝宝做功课吧！

目 录

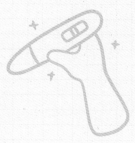

第2章 备孕巩固期 31~90天
为怀孕做足准备

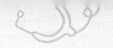

第3章 备孕冲刺期 91~150 天
调养身体至最佳状态

第4章 成功受孕这个月 151~180 天
等待幸"孕"敲门

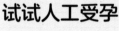

第5章 努力很久还未怀上
试试人工受孕

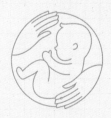
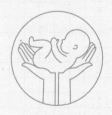
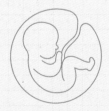

受孕的过程是怎样的？

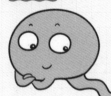

"精子先生"的形成时间很长，从产生到成熟需要约 90 天。

一年 365 天，时刻有"精子先生"产生，只要营养充足，一天一次无压力。

冲啊!

「精子先生」小档案

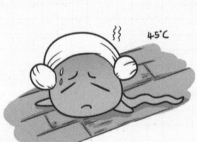

45℃

"精子先生"不耐热，高温下会死掉。

注意：拒绝桑拿浴。

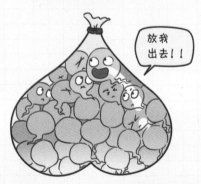

放我出去!!

如果"精子先生"长期被关在阴囊里，累积的精子先生会变老，然后死掉。

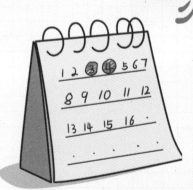

"精子先生"的有效受精时间约 48 小时。

1

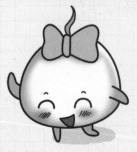

"卵子小姐"的数量从女性一出生就决定了，是不可再生的。

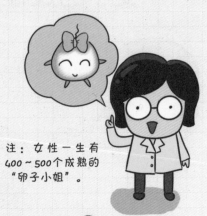

注：女性一生有 400～500 个成熟的"卵子小姐"。

小档案「卵子小姐」

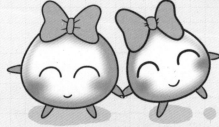

注：偶尔也会排出 2 个"卵子小姐"。

女性一般每月会排出 1 个"卵子小姐"，"卵子小姐"用一个少一个。

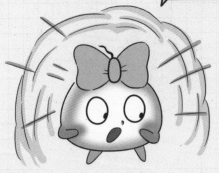

"精哥哥"，你在哪里啊？快来救救我！

如果"卵子小姐"在 48 小时内没有遇上"精子先生"，就会死掉。女性年龄会影响"卵子小姐"的质量。

25 岁时"卵子小姐"的质量最好。

30 岁后卵子质量缓慢下降。

35 岁以后卵子质量迅速下降。

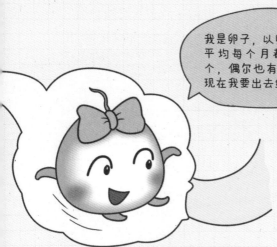

我是卵子，以卵巢为家，平均每个月都会产生1个，偶尔也有2个以上，现在我要出去约会喽！

每个月的排卵期卵巢会产生成熟的卵子，一般是由两个卵巢轮流排卵，但有时也会同时排卵，或者排出多个卵子，于是就产生了异卵多胞胎。

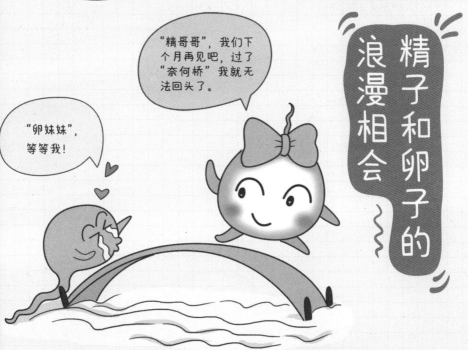

精子和卵子的浪漫相会

"精哥哥"，我们下个月再见吧，过了"奈何桥"我就无法回头了。

"卵妹妹"，等等我！

卵子只能存活约 48 小时，过了这个时间，卵子就会自然死亡，然后被排出体外，怀孕就要再等一个月了。

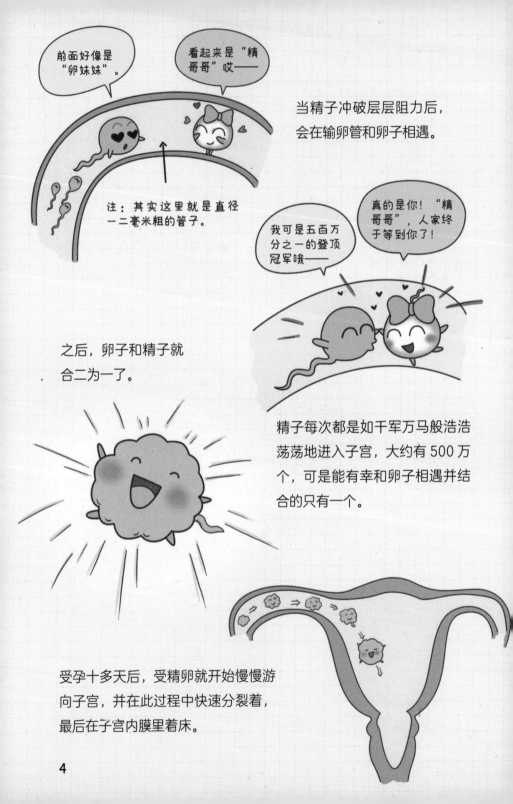

当精子冲破层层阻力后，会在输卵管和卵子相遇。

之后，卵子和精子就合二为一了。

精子每次都是如千军万马般浩浩荡荡地进入子宫，大约有 500 万个，可是能有幸和卵子相遇并结合的只有一个。

受孕十多天后，受精卵就开始慢慢游向子宫，并在此过程中快速分裂着，最后在子宫内膜里着床。

第 1 章

备孕调整期

1~30 天

早准备、早安心

先和老公沟通好这 10 个问题

1. 关于孩子

☑ 考虑好一个问题：是不是真的想要孩子？如果已经有了一个
孩子，那就考虑下，是否真的想要第二个、第三个孩子？

2. 关于计划

☑ 什么时候要？按期望时间提前做孕前检查，调理身体。

3. 关于经济基础

☑ 梳理好目前家庭财务情况、预期收入和预期支出，确保当前
有充足的经济条件满足孕期和产后一年的日常开支。

4. 关于生活的变化

☑ 有娃后生活会发生翻天覆地的变化。

☑ 我可能会因为身体不适、激素影响导致脾气不好，你是否能
包容？

☑ 孩子可能需要你晚上熬夜照顾，花时间精力养育和教育，这
些你都有预期吗？

5. 关于育儿理念

☑ 你和你的父母是否有生男生女的偏好？

☑ 你的育儿理念是怎么样的？

☑ 孩子生下来后由哪边的老人帮忙照顾，还是咱俩其中一人全
职照顾，或者请阿姨照顾？

☑ 如果和长辈的育儿理念有冲突，你会怎么化解？

6. 关于爸爸的角色

- ☑ 备孕，需要戒烟戒酒，调整生活方式。
- ☑ 怀孕，需要爸爸体谅、照顾、包容妈妈。
- ☑ 产后，爸爸要和妈妈共同承担育儿重任，半夜起来泡奶粉、给孩子洗澡、换尿片等等。这些爸爸能做到吗？

7. 关于妈妈的角色

- ☑ 如果我不愿意为了孩子放弃工作，你能理解我、支持我，能在我工作忙碌、顾不上孩子的时候单独照顾孩子吗？
- ☑ 如果由于各种原因我成了全职妈妈，你能正视我的家庭贡献，肯定我的家庭地位和付出吗？

8. 关于坐月子和产后恢复

- ☑ 如果我希望能请月嫂或去月子中心好好坐月子，去医院做产后修复，会产生一定支出，你支持吗？

9. 关于我们

- ☑ 有了孩子后我们除了是父母，也还是夫妻，是独立的个人。
- ☑ 我们都需要不断学习，自我管理，对对方有吸引力，我们一起进步可以吗？

10. 关于婚姻

- ☑ 其实，以上很多都应该在婚前就沟通清楚。
- ☑ 备孕前再次沟通，是为自己、为双方、为孩子负责。
- ☑ 生孩子是两个人需谨慎对待的事情。
- ☑ 夫妻关系第一位，亲子关系第二位。

备孕从养护子宫开始

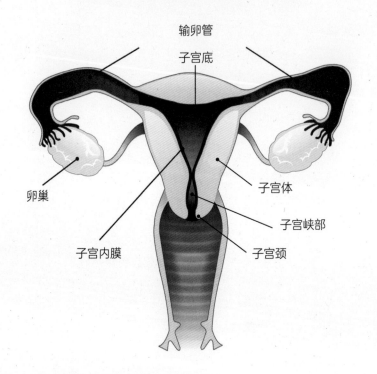

输卵管

子宫底

子宫体

子宫峡部

卵巢

子宫颈

子宫内膜

子宫：胎宝宝的温暖房间

子宫与怀孕：子宫是女性生殖系统中的重要器官，也是胎宝宝生长发育的地方。

子宫位置：位于盆腔中部，在膀胱与直肠之间，其位置会随膀胱与直肠的充盈程度或体位而有所变化。

子宫形状：成年女性的子宫为倒置三角形（或扁梨形），前面扁平，后面稍突出，宫腔深约 6 厘米。子宫上方两角为"子宫角"，通向输卵管；下端较窄，为峡部，呈圆柱状，长约 1 厘米，突出于阴道的上部。子宫峡部在妊娠期会逐渐扩展，临产时形成子宫下段。

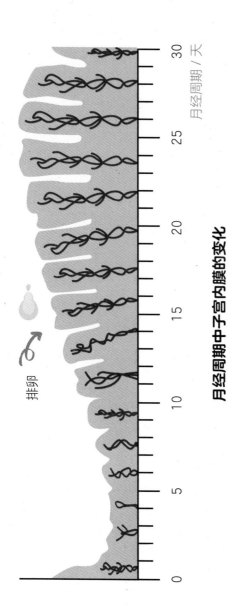

排卵

月经周期中子宫内膜的变化

月经周期/天

子宫内膜：孕育新生命的土壤

在雌激素与孕激素的作用下，子宫内膜在一个月经周期中会随着卵泡的生长而逐渐增生、变厚。

以28~30天月经周期为例，月经周期第5~7天内膜厚1~2毫米，到月经周期第11~14天内膜厚度可到3~5毫米，到下次来月经之前内膜厚度可以生长到约10毫米。

大多数情况下，内膜厚度在排卵后达到7毫米以上，受孕成功的概率增大，但不是说7毫米以下就一定不成功。

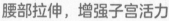

腰部拉伸，增强子宫活力

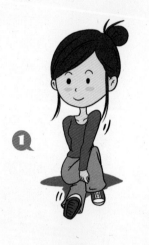

坐式转体

　　端坐，挺直腰身，两腿前伸。左腿向前平伸，右腿提起，放于左腿上方，呈单侧盘腿状，右手置于臀后，支撑住地面，左手握住右腿小腿外侧并使右膝向外倒。吸气的同时向右转体，头部也跟着身体向右后方旋转，目视身后，保持此姿势20秒。再反向做同一动作，左右各重复5次。

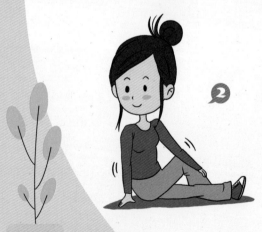

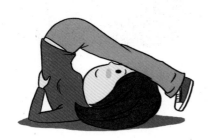

梨式

　　平躺，背部抵住地面，两手托住腰部，吸气的同时将双腿向上抬起。此时，两肘支撑住地面，双腿前翻。维持此姿势 1 分钟，同时进行腹式呼吸。呼气，同时将臀部和腿部缓缓放下。

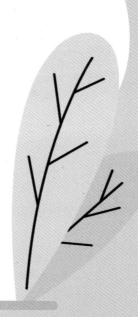

吃对食物，祛寒暖宫

海参　缓解宫寒

海参，性温，味咸，归心、肾经。女性常吃海参能滋阴补血，温暖子宫，缓解宫寒等。

木耳海参虾仁汤

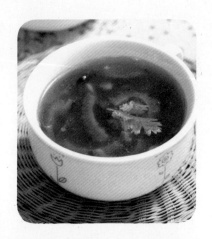

材料　水发海参、鲜虾仁各 100 克，水发木耳 25 克。

调料　葱花 10 克，盐 2 克，香菜碎、水淀粉各少许。

做法

1. 将水发海参去内脏，洗净，切丝；将鲜虾仁去虾线，洗净；水发木耳择洗干净，撕成小朵。
2. 汤锅置火上，倒油烧至七成热，炒香葱花，倒入木耳、海参丝和鲜虾仁翻炒均匀，加适量清水大火烧沸，转小火煮 5 分钟，加盐调味，用水淀粉勾芡，撒上香菜碎即可。

红枣　祛寒暖体

红枣是一种营养佳品，民间有"日啖三颗枣，一生不显老"之说。红枣有补脾胃、养血美颜、祛寒暖体等功效，是女性朋友调补气血的好伴侣。

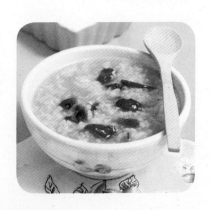

红枣桂圆粥

材料　桂圆肉 20 克，红枣 5 枚，糯米 60 克。

调料　红糖 5 克。

做法

1. 糯米洗净，用清水浸泡 2 小时；桂圆肉和红枣洗净。
2. 锅置火上，加入适量清水煮沸，然后加入糯米、红枣、桂圆肉，用大火煮沸，再用小火慢煮成粥，加入红糖即可。

羊肉　温中暖下

羊肉具有益气补虚、温中暖下的食疗功效，对女性常见的腹部冷痛、阳虚怕冷、腰膝酸软、气血两亏等症状都有改善功效。

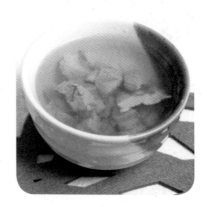

黄芪羊肉煲

材料　羊肉500克，当归、黄芪各20克。

调料　料酒10克，姜片5克，盐2克，猪骨高汤适量。

做法

1. 羊肉洗净，切成大块，焯水后捞出，用温水洗去浮沫；当归、黄芪洗净。
2. 锅内倒入适量猪骨高汤，放入料酒、姜片、当归、黄芪、羊肉块，大火烧沸后，转小火煲2小时，加盐调味即可。

乌鸡　祛寒、缓解痛经

乌鸡性平，味甘，归脾、胃经。《本草纲目》记载，乌鸡是补五脏、养血补精、助阳的佳品。

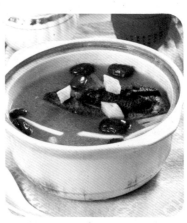

山药乌鸡汤

材料　乌鸡1只，山药100克，枸杞子5克，红枣6枚。

调料　盐2克，葱段、姜片各适量。

做法

1. 将山药去皮洗净，切小块；乌鸡宰杀后去内脏、洗净，焯烫后捞出，冲洗干净；枸杞子泡洗干净。
2. 煲锅内加适量清水煮沸，放入乌鸡、姜片、葱段，大火煮沸后改小火煲约1小时，加红枣、山药块煮20分钟，加枸杞子继续煲10分钟，加盐调味即可。

养护卵巢，孕育质优卵子

出现这些因素，卵巢不愿意"正常工作"

妇科因素	非妇科因素
多囊卵巢综合征 子宫内膜异位症、盆腔炎	高龄 疾病及其他

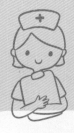

测一测：
你的卵巢未老先衰了吗？

1. 月经不调、阴道干涩。 ☐
2. 性生活障碍、性冷淡、排卵率低。 ☐
3. 易怒、抑郁、失眠。 ☐
4. 发胖、小腹臃肿、水桶腰、臀部下垂。 ☐
5. 皮肤干燥、无弹性，头发干枯、无光泽，脱发。 ☐
6. 免疫力低，容易感冒。 ☐
7. 骨质疏松。 ☐
8. 尿多尿频、尿失禁。 ☐

以上是卵巢早衰的表现，你中招了吗？

养护卵巢的日常细节

☑ 饮食调养很重要

少喝冷饮，不吃生冷食物，按时进食，多摄入富含维生素的水果和蔬菜，多吃豆制品等富含植物性雌激素的食物，这些都有助于卵巢的健康和保养。

☑ 保证适量运动

建议备孕女性多学一些随时随地可以做的小运动，在家中、办公室里，只要想做，任何时候都可以做，如一边看电视，一边扭腰。将运动变成习惯，持续运动可以有效保持卵巢健康。

☑ 减少吸烟伤害

不碰烟酒，尤其是吸烟，对卵巢伤害特别大，严重者甚至会导致更年期提前。

☑ 日常多放松自我

长期处于快节奏、高压力下，很容易让女性处于应激状态中，久而久之，容易导致卵巢功能失调，以致促卵泡激素、促黄体生成素分泌异常，出现排卵功能障碍、闭经，进而导致卵巢功能低下。

因此，平时应该多给自己找一些放松的机会：大段时间的放松很有必要，如定期按摩穴位进行保养，练瑜伽等；小段时间的放松也必不可少，如工作间隙伸个懒腰，让紧绷的神经得以缓解、放松。工作时间适当"走走神儿"有利于身体健康。

☑ 和谐的性生活

和谐的性生活能推迟卵巢功能衰退。

坚持两套小动作，有利于卵巢健康

常做卵巢保养操，有助于改善生殖系统功能，调节女性内分泌，也有利于卵巢健康。

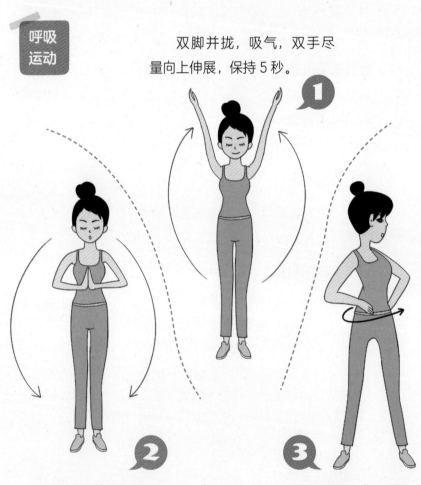

呼吸
运动

双脚并拢，吸气，双手尽量向上伸展，保持 5 秒。①

②呼气，双手合十，向下收到胸前，保持 5 秒，平稳呼吸。

③两腿分开，比肩略宽，扭转腰部，左右各保持 5 秒，平稳呼吸。

全身运动

以腰部为支点，用臀部顺时针画圈 15 次，再逆时针画圈 15 次，促进全身细胞活力，防止卵巢早衰。

1

站直，慢慢向下弯腰，直到双手能抱住小腿的程度。有利于身体的气血循环，有助于缓解紧张情绪，可促进卵巢激素的正常分泌。

2

选一把椅子，正坐。吸气，双手抱右膝，靠近右腹部，自由呼吸并保持此姿势 15 秒，呼气，慢慢还原。换左腿再做一遍。这有助于促进腹部器官血液循环，温补子宫、卵巢。

3

提高卵子质量，你需要知道的

卵子肥又壮，需要优质蛋白质来灌溉

优质蛋白质是卵泡发育、卵子健康不可缺少的营养物质，备孕女性及时、充分地摄入优质蛋白质是备孕的关键点之一，也是赢在孕前的重要一步。

畜瘦肉、鱼虾类、蛋类、低脂牛奶是优质蛋白质的来源。相对于动物性蛋白质来说，植物性蛋白质的吸收利用率较低，主要来源于大豆类。在日常生活中，最好将植物性蛋白质和动物性蛋白质搭配食用。

每日蛋白质举例

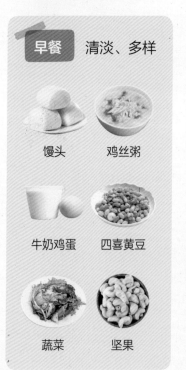

早餐 清淡、多样

馒头　　鸡丝粥

牛奶鸡蛋　　四喜黄豆

蔬菜　　坚果

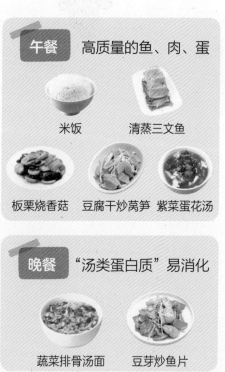

午餐 高质量的鱼、肉、蛋

米饭　　清蒸三文鱼

板栗烧香菇　　豆腐干炒莴笋　　紫菜蛋花汤

晚餐 "汤类蛋白质"易消化

蔬菜排骨汤面　　豆芽炒鱼片

不要乱用药

☑ 不要乱用促排卵药

促排卵药是一把双刃剑，备孕女性如果想要使用，一定要权衡利弊。若本身排卵功能良好，不建议使用；若存在排卵障碍，必须在医生指导下进行药物治疗。

☑ 服用止痛药会减弱卵子活性

止痛药会抑制大脑神经，长期服用会"迷惑"神经中枢，使其对卵巢发出指令的速度降低，使卵子活性减弱。

☑ 安眠药会造成暂时性不孕

长期服用安眠药会损害女性的生殖功能。女性长期服用安眠药可影响下丘脑功能，造成月经紊乱或闭经，从而影响受孕能力，造成暂时性不孕。

小贴士

服避孕药可以延长生育年龄吗？

在服用避孕药期间，女性的身体不会排卵，因此有人认为，如果现在还没有生小孩的计划，只要吃避孕药，就可以锁住卵子，让怀孕时机延后。

即使不排卵，形成卵子的卵泡还是会自然消失，不排卵，并不代表卵子会被锁住。服用避孕药的好处是让子宫休息，调整状态。避孕药的服用方法，基本上是1个月内吃21天，停7天。在停药的7天中，会有微量的月经来潮（消退性出血）。服用避孕药后，子宫内膜不会增厚，对痛经或经血量多的人来说，有可能可以缓解不适。

性激素正常分泌是排卵的必要条件

与怀孕密切相关的两种激素——雌激素和孕激素

雌激素与孕激素都属于性激素，这两种性激素接受大脑的调节作用，在女性体内按照一定规律周期性地进行分泌，性激素除了可以使女性皮肤更加细腻、身体曲线更加突出外，最重要的作用便是使妊娠过程顺利进行。任何原因（如下丘脑－垂体调节功能不良等）导致的激素分泌异常，都会对女性排卵、妊娠造成一定影响。

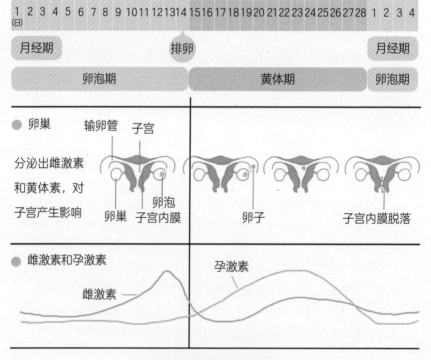

月经周期激素变化图

	雌激素	孕激素
作用	使子宫内膜增厚 使女性第二性征更加明显、皮肤充满弹性、秀发飘逸 预防骨质疏松 抑制脂肪增长	使受精卵更易于着床 妊娠过程中保护胎儿顺利生长 使体温上升 促进乳腺腺泡的生长，为泌乳做准备
分泌较多的时期	月经期后到排卵前	排卵后到月经期前

雌激素掌控月经周期

雌激素是女性体内最重要的性激素，控制着女性的生殖系统，同时也控制着月经的循环过程，这一切都是从卵巢中的一个或几个卵泡发育开始的。随着卵泡慢慢长大，女性体内的雌激素慢慢增加，使得子宫内膜增生、加厚。通俗地说，子宫内膜是种子播种必需的土壤，雌激素使得子宫内膜出现增殖期的转变，如同为土壤施加肥料。雌激素不能过多也不能过少。

雌激素过少的危害

如果雌激素过少，会使女性出现身心疲惫、乳房下垂、发色枯黄、面部潮热、胸闷气短、心跳加快、消化系统功能失调、腹泻或便秘等不适，也会引起失眠、健忘、烦躁不安、情绪不稳等。

雌激素过多的危害

如果体内的雌激素超量，会带来各种问题，如会导致乳腺增生、乳腺癌、子宫内膜增生、子宫内膜癌等。

孕激素使受精卵更易着床

　　孕激素是与孕育宝宝关系十分密切的一种激素，排卵不正常或泌乳素偏高都会导致孕激素分泌不足。孕激素分泌失调会使子宫内膜发育不良，受精卵因而无法顺利着床，就容易流产。孕激素不足不仅会使女性无法成功受孕，还会让女性饱受月经不调的困扰，经期变长、失血过多，甚至因此出现贫血。总之，女性排卵、受精卵着床、胎儿的成形与成长、母乳喂养，都要靠孕激素的协助。因此，孕激素对女性来说是很重要的一种激素。

有助于性激素正常分泌的建议

　　1. 均衡膳食、合理补充营养，控制体重，适量运动。
　　2. 戒烟、戒酒、不滥用药物，改变不良生活习惯。
　　3. 避免职业环境中的药物和放射性物质。

小贴士

不需要额外补充雌激素

　　一般情况下，雌激素无须额外补充，不要擅自购买含雌激素的保健品和护肤品。女性日常应每天摄入30～50克黄豆或200克豆腐，这些食物中富含大豆异黄酮，是帮助人体雌激素稳定的调节器，具有双向调节作用。如需要额外补充雌激素，备孕女性应在医生的指导下进行补充。

巧妙避免高水平雄激素，提高受孕率

女性体内也有雄激素，但含量极少，主要来源于卵巢和肾上腺皮质，其含量仅为男性体内雄激素的 10% 左右。但就是这极少量的雄激素，却在女性身上发挥着举足轻重的作用：促进女性外阴发育，促进腋毛、阴毛的生长及促进红细胞的生长。除此之外，它还是女性体内孕激素的合成材料，也就是说，雄激素分泌异常会影响女性体内孕激素的正常分泌。

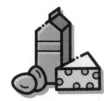

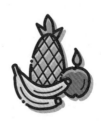

为避免体内雄激素含量过高，饮食上以清淡为宜，可以多吃大豆制品、奶类、新鲜水果和蔬菜等；平时多注意休息和锻炼。此外，要避免不良的精神刺激。

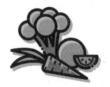

月经打卡表

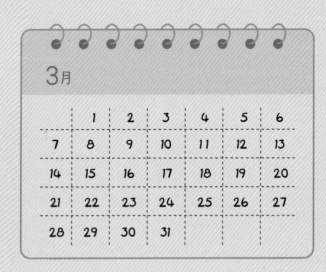

1月

	1	2	3	4	5	6
7	8	9	10	11	12	13
14	15	16	17	18	19	20
21	22	23	24	25	26	27
28	29	30	31			

经期：
（正常范围: 2~7 天）

周期：
（正常范围: 21~35 天，两个连着的"姨妈期"相差 7 天内都算正常）

月经量：
（一般用 10 片卫生巾，少于 2 片或超过 20 片都应及时就医）

如有非经期出血，及时就医。

3月

	1	2	3	4	5	6
7	8	9	10	11	12	13
14	15	16	17	18	19	20
21	22	23	24	25	26	27
28	29	30	31			

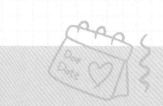

2月

	1	2	3	4	5	6
7	8	9	10	11	12	13
14	15	16	17	18	19	20
21	22	23	24	25	26	27
28	29					

4月

	1	2	3	4	5	6
7	8	9	10	11	12	13
14	15	16	17	18	19	20
21	22	23	24	25	26	27
28	29	30				

精子，要壮壮的

精子对生长环境要求极高

需要足够的营养。精原细胞分裂演变成精子需要大量的营养物质，特别是被称为人体"建筑材料"的蛋白质。

需要低温环境。精子的成长要求阴囊内的温度比体温低，而睾丸里的温度比体温要低0.5~1℃，否则精子的生长就会终止。

需要一定的时间。从精原细胞发育为精子需要约74天。

精子遇到高频振动不易成熟。
精子遇到大剂量电磁辐射易成畸形。

提高精子质量的生活习惯

1.长期吸烟、喝酒会对精子的质量产生不利影响，增加畸形精子的比例。为了拥有健康的宝宝，备孕男性最好在孕前3个月开始戒烟酒。

2.减少应酬。如果要在外面吃饭，就需要注意营养搭配和卫生情况。餐馆的饭菜，通常油、盐、糖等比较多，高热量、高脂肪、高盐不利于备孕。

3.远离高温环境，避免经常洗桑拿。平时淋浴，水温也不宜太高，保持在34～40℃为宜。备孕的男性不宜长期使用电热毯。

4.不要经常趴着睡。经常趴着睡等于给阴囊加温，趴着睡觉时，阴囊在一个温度较高的环境下，会对精子的生成造成一定的影响。

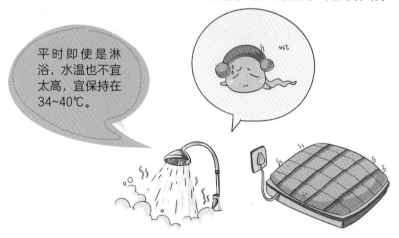

平时即使是淋浴，水温也不宜太高，宜保持在34~40℃。

一定要避开的"杀精"食物

1.肉制品和脂肪含量高的乳制品：多食会影响精子的质量和数量。

2.烧烤、油炸食物：会影响精子的生成。

3.酒：过量饮酒影响精子质量。

一定要亲近的"壮精"食物

含锌食物：增加精子数量

| 牡蛎 | 鲑鱼 | 金枪鱼 | 虾 |

高蛋白食物：提高精子数量和质量

| 虾 | 鱼 | 鸡肉 | 鸡蛋 |

富含维生素 E 的食物：提高精子成活率

| 玉米 | 榛子 | 松子 | 花生 |

富含番茄红素的食物：提高精子数量和活力

| 番茄 | 西瓜 |

葡萄

富含维生素 A 的食物：保证精子正常发育

猪肝、羊肝
动物肝脏每周吃 2 次，每次<50克。

西蓝花
这些食物富含胡萝卜素，其进入人体后可转化为维生素 A。

| 胡萝卜 | 豌豆荚 |

有助于壮精的食谱

清蒸牡蛎

材料 新鲜牡蛎 500 克。

调料 生抽、芥末各适量。

做法

1. 新鲜牡蛎用刷子刷洗干净；生抽和芥末调成味汁。

2. 锅内放水烧开，将牡蛎平面朝上、凸面向下地放入蒸屉。

3. 蒸至牡蛎开口，再过 3 ~ 5 分钟出锅，蘸味汁食用即可。

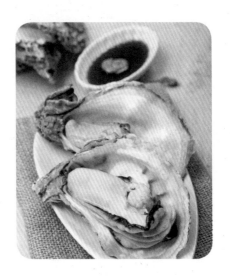

香煎鳕鱼

材料 净鳕鱼肉 100 克，鸡蛋半个，牛奶 50 克，面粉 20 克。

调料 盐 2 克，胡椒粉、法香末各 3 克。

做法

1. 鳕鱼肉洗净，控干；鸡蛋打成蛋液，与牛奶搅拌均匀；将面粉、胡椒粉、盐与法香末混合拌匀。

2. 将鳕鱼肉先裹满蛋液，再将两面均匀地裹上上述面粉混合物。

3. 平底锅置火上，倒入植物油，烧至八成热后改成中火，将鳕鱼肉煎约 2 分钟，至鱼肉煎熟即可。

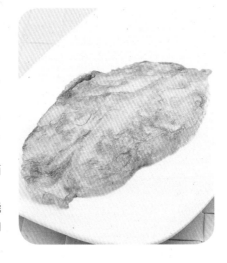

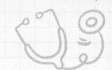

优生优育，先体检

备孕女性常规体检项目

- ☑ 身高、体重
- ☑ 血压、血糖
- ☑ 血常规、尿常规
- ☑ 生殖系统
- ☑ 肝肾功能
- ☑ 口腔检查
- ☑ 甲状腺功能

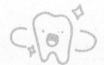

备孕女性特殊体检项目

- ☑ 乙肝病毒抗原抗体检测
- ☑ 遗传疾病检测
- ☑ ABO 及 Rh 溶血检查
- ☑ 优生五项检查
- ☑ 染色体检查

特别需要做的人群
- 备孕女性有不明原因流产史。
- 准妈妈的血型为 Rh 阴性，丈夫血型为 Rh 阳性。

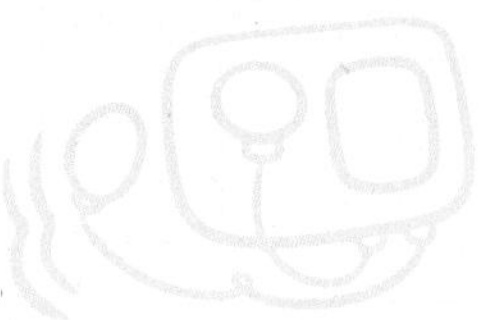

备孕男性体检项目

- ☑ 血常规
- ☑ 血糖
- ☑ 血脂
- ☑ 肝功能
- ☑ 肾功能
- ☑ 内分泌激素
- ☑ 精液
- ☑ 男性泌尿生殖系统
- ☑ 传染病

小提示

√ 常规体检、婚检并不能代替孕前检查。

√ 孕前检查不是非得去大医院、名医院。

√ 妇产医院、妇幼医院、产科专科医院都能做。

√ 有条件的话，建议进行人体成分检测。

体检前须知

1. 检查时间最好安排在孕前3~6个月。

2. 检查前3天，避免性生活。

3. 避开月经期，一般在月经结束后3~7天检查最好。

4. 有的检查需要空腹，检查当天早上禁食禁水。

神奇的遗传密码

是男孩还是女孩?

在精子和卵子不期而遇结合为受精卵的那一瞬间，宝宝的性别就已经被决定了，起关键作用的是性染色体。人类的生殖细胞中，有 23 对染色体，其中 22 对为常染色体，1 对为性染色体，女性的性染色体为 XX，男性为 XY。受精时精卵的结合是随机的，机会均等，即生男生女概率各占一半。

受精时，若含 X 性染色体的精子与卵子结合，受精卵为 XX 型，发育为女宝宝；若含 Y 性染色体的精子与卵子结合，受精卵为 XY 型，发育成男宝宝，因此胎宝宝的性别完全由男性的精子决定。

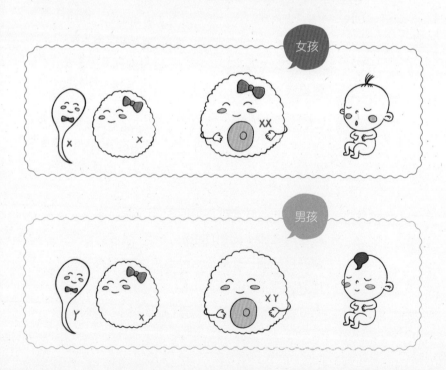

亲子血型遗传

　　血型是有遗传规律的，父母的血型是可以遗传给子女的，这也是我们习惯将亲情关系称为"血缘关系"的原因。人类的血型系统中最常见的是"ABO 血型系统"和"Rh 血型系统"。

ABO 血型系统遗传规律表

父母血型	O+O	O+A	O+B	O+AB	A+A	A+B	A+AB	B+B	B+AB	AB+AB
子女血型	O	A、O	O、B	A、B	A、O	AB、A、B、O	A、B、AB	B、O	A、B、AB	A、B、AB

Rh 血型系统遗传规律表

父母 Rh 血型	Rh+、Rh+	Rh+、Rh-	Rh-、Rh-
子女 Rh 血型	Rh+	Rh+	Rh-

一家三口血型

爸爸

妈妈

宝宝

做好遗传咨询，减少出生缺陷

为什么要做遗传咨询？

虽然现在畸形儿出生率比较低，但每对夫妻都有生畸形儿的可能。备孕夫妻应事先做好遗传咨询，了解生畸形儿的可能性有多大。通过遗传咨询，可以了解夫妻一方有遗传病或先天畸形，后代的发病概率有多大；了解如果已经生育过一个遗传病患儿，下一胎的患病概率有多大；还可对先天性智力低下的夫妻所生育的后代进行智力发育预测。

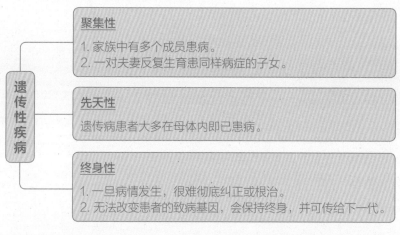

遗传性疾病

聚集性
1. 家族中有多个成员患病。
2. 一对夫妻反复生育患同样病症的子女。

先天性
遗传病患者大多在母体内即已患病。

终身性
1. 一旦病情发生，很难彻底纠正或根治。
2. 无法改变患者的致病基因，会保持终身，并可传给下一代。

遗传咨询应在什么时候做？

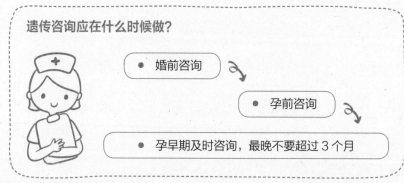

- 婚前咨询
- 孕前咨询
- 孕早期及时咨询，最晚不要超过 3 个月

	哪些夫妻需要做遗传咨询？
1	35 岁以上的高龄产妇。年龄越大，卵子越老化，发生染色体错位的概率就越高
2	夫妻一方为染色体平衡易位携带者
3	有习惯性流产史的女性
4	已生育过唐氏综合征患儿和常染色体隐性遗传病患儿的女性
5	女性为连锁疾病（如血友病）患者，生出的男宝宝全部是该病的患者，女宝宝则是该病基因的携带者
6	夫妻一方经常接触放射线或化学药剂，对优生的影响较大

哪些人生孩子要选择性别？

为了保护人口质量，阻断某些对人口素质影响较大的遗传病，控制性别是一项有效的措施。因为有些遗传病与性别有很大关系，称为伴性遗传病。伴性遗传病的遗传是有科学规律的，隐性遗传多数是母传子，显性遗传全为父传女。通过预见胎儿性别进行控制，可以避免抚养有缺陷后代的风险，消除家庭和社会的经济、精神负担，提高国民素质。但不可以滥用此法，以免造成性别失衡。

逮住排卵那一天

日程表法

大部分生育期女性的排卵时间是在下次月经前12~16天（平均14天）。因此，可以从下次月经的大概开始日期向前推14天来预测排卵日。

排卵试纸法

尿液中的黄体生成激素（LH）会在排卵前24~48小时内出现高峰值，使用排卵检测试纸能较为准确地检测出LH的峰值水平。

序号	月	日	时	

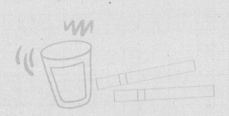
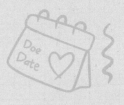

试纸粘贴区

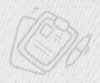

基础体温测量法

　　基础体温会在排卵后上升0.3~0.5℃。备孕期间可以购买一个体温计，每天在睡觉前甩到35℃以下，每天早上醒来（满足6~8小时睡眠后）不做任何运动，立即测量体温。

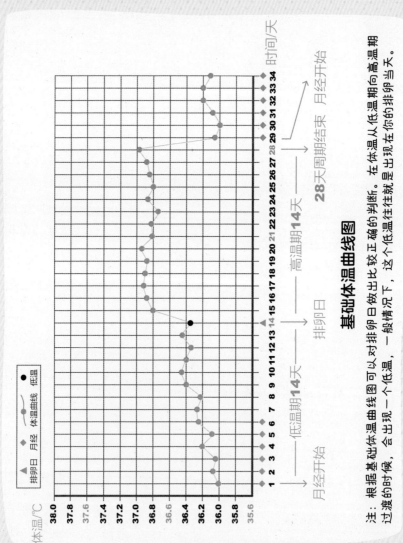

基础体温曲线图

注：根据基础体温曲线图可以对排卵日做出比较正确的判断。在体温从低温期向高温期过渡的时候，会出现一个低温，一般情况下，这个低温往往就是你的排卵当天。

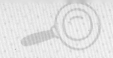

白带观察法

一般情况下,白带比较干、黏稠,量也比较少。而在排卵期,白带会变得清亮透明,像鸡蛋清一样,拉丝度很高,这是由于排卵时产生较高浓度的雌激素。

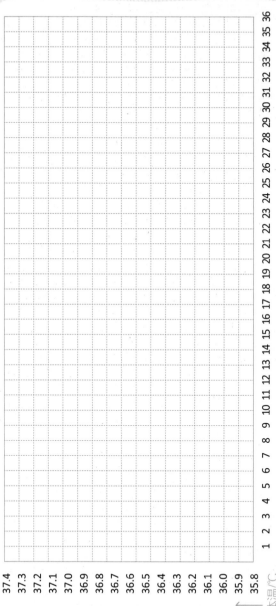

基础体温检测表

时间/天

1 2 3 4 5 6 7 8 9 10 11 12 13 14 15 16 17 18 19 20 21 22 23 24 25 26 27 28 29 30 31 32 33 34 35 36

37.4 37.3 37.2 37.1 37.0 36.9 36.8 36.7 36.6 36.5 36.4 36.3 36.2 36.1 36.0 35.9 35.8

← 体温/℃

备孕期用药安全问题

备孕和怀孕过程中要警惕药物危害

药物是治疗疾病的重要手段，但如果使用不当，便可引起不良反应，甚至还可能造成胎儿畸形。

☑ **受孕前。**这个时期，受精卵尚未形成，用药没有太大影响，但可能使精子或卵子染色体畸变，造成精子、卵子异常，从而直接导致精子、卵子死亡。

☑ **着床前。**这个时期，受精卵与母体无血脉相连，用药没有太大影响，可以适当用药。如能不用药最好不用药。

☑ **胚胎期。**胚胎期是胎儿器官的生长发育期，也是对药物的敏感时期，这个时期用药应格外慎重，因为很多药物可以通过胎盘影响胚胎发育，从而造成胎儿脊椎裂、心脏畸形、四肢畸形、无脑等。

☑ **胎儿期。**这个时期，胎儿的五官已经形成，正在继续生长，各器官进一步分化，结构逐步完善。这时用药很少会造成胎儿器官畸形，但容易造成器官功能障碍、智力低下等。

准备怀孕的夫妻要特别注意身边哪些是有害药物

四环素类→容易导致胎儿牙齿、骨骼发育障碍。

链霉素和卡那霉素→可导致胎儿先天性耳聋、肾脏损害。

氯霉素→可抑制骨髓功能。

非那西汀→可导致胎儿骨骼畸形、神经系统或肾脏畸形。

巴比妥类→容易影响胎儿的骨骼发育。

各种激素→容易导致性别畸形。

答：一般情况下可遵循"全或无"定律，解释为"不是生存，就是死亡"。定律是这么说的：若用药是在孕4周内（从末次月经第一天开始往后数28天的时间内），对胎宝宝的影响或是因药物导致胚胎死亡，或是胚胎不受影响，继续正常发育。也就是说，在这一时期用药，只要胚胎不死亡，就能正常发育。但是，如果对用药的时间记忆比较模糊了，最好去医院检查，向医生或药师咨询用药可能的潜在问题。

孕期安全用药注意事项

1. 原则上讲，在怀孕时，没有必要绝对禁用任何药物。如果患病需要服药，应该遵医嘱，因为与服药可能带来的不良影响相比，不服药的话，疾病本身会给母亲和胎儿带来更大的不良影响。

2. 用药必须有明确的指征，且对治疗孕妈妈的疾病有益。

3. 用药要注意孕周，了解胎宝宝的发育特点，需要咨询医生。

4. 控制好用药的剂量和时间，要根据病情，及时调整用量，及时停药。

5. 当疾病严重危及孕妈妈健康，甚至危及生命时，用药对胎宝宝的影响可次要考虑。

6. 几种药物有同样疗效时，要选择对胎宝宝危害较小的一种药物，尽量避免联合用药。

把生活方式调整到健康状态

改变会让骨盆力变差的生活习惯

及时纠正这些习惯

1. 平时坐椅子习惯跷二郎腿。
2. 经常穿高跟鞋。
3. 双脚交叉站立。
4. 坐在地板上时会双脚侧坐或采用 W 形坐姿。
5. 常固定用某侧肩膀背包。

这些不良习惯都容易造成骨盆歪斜变形，要注意及时纠正。

推荐盆底肌肉的锻炼法——V 字提脚运动

1. 左右脚脚跟靠拢，脚尖打开呈 V 字形，胸背挺直站立。
2. 两脚脚跟保持靠拢状态，慢慢地踮脚。

用洗液冲洗私处不利于怀孕

同房前后认真清洗私密处可防病，这样的观点并不完全正确。据报道，使用阴道冲洗液的女性比不用阴道冲洗液的女性盆腔感染危险率增加了 73%。这是由于阴道冲洗液破坏了阴道的自洁功能，导致病原菌乘虚而入，沿宫颈上行至子宫和输卵管，引发盆腔感染。凡事过犹不及，女性的自身清洁工作只要做到以下几点就可以了。

1. 健康女性每天清洗私密处一次即可。同房前可清洗私密处，但事后没有必要再次清洗，因为在亲密过程中，女性阴道自身会分泌一种杀菌物质。

2. 直接用清水冲洗即可，不必使用药物或阴道冲洗液，更不应进行阴道灌洗。

不利受孕的细节

1. 女性穿紧身衣裤影响怀孕。
2. 性生活后马上排尿不利于怀孕。
3. 经期性生活，容易导致多种妇科疾病，严重的可能引起不孕。

备孕期间如何避孕?

　　有些特殊情况，在备孕期需要避孕，比如夫妻双方有一方有结核病，建议暂时避孕。避孕药因为方便、可靠，被很多女性接受。虽然根据最新研究表明，短期服用短效避孕药的女性可在停药当月怀孕，但是服用长效口服避孕药的女性则最好在停药后6个月再怀孕，因为避孕药有抑制排卵的作用，并会干扰子宫内膜生长发育。还有很多女性采用的是功能节育器避孕，则要提前3个月将节育器取出。备孕这段时间，建议使用安全套避孕。

 安全套避孕

 体外射精避孕
安全期避孕

睡眠检测表

日期/日

0 1 2 3 4 5 6 7 8 9 10 11 12 13 14 15 16 17 18 19 20 21 22 23 24 25 26 27 28 29 30 31

睡眠时间/时

1 2 3 4 5 6 7 8 9 10 11 12 13 14

好的睡眠能帮助改善卵子质量，下面来记录一下自己的睡眠状况吧。

平衡膳食有助好孕

如今，越来越多的备孕夫妻很注重备孕期间的饮食。备孕夫妻担负着孕育胎儿的任务，更应注意营养合理、膳食均衡，努力使身体达到良好状态。推荐备孕夫妻参考《中国居民膳食指南（2022）》推荐的膳食宝塔来安排每天的饮食，膳食宝塔根据平衡膳食的饮食原则，将各类食物的摄入量呈现为宝塔形，来告诉备孕爸妈每天应吃什么、吃多少。

盐 < 5 克
油 25～30 克

奶及奶制品 300～500 克
大豆及坚果类 25～35 克

动物性食物 120～200 克
每周至少 2 次水产品
每天 1 个鸡蛋

蔬菜类 300～500 克
水果类 200～350 克

谷类 200～300 克
全谷物和杂豆 50～150 克
薯类 50～100 克

水 1500～1700 毫升

中国居民平衡膳食宝塔（2022）

每天活动 6000 步

谷类 200~300 克

80克
馒头
（50克面粉）

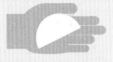

半个手掌可以托住，五指可以抓起的馒头，约80克

110克
米饭
（50克大米）

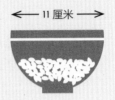

← 11 厘米 →

标准碗半碗米饭，约110克

薯类 50~100 克

100克
土豆

← 11 厘米 →

生土豆去皮切块后，标准碗大半碗，约100克

蔬菜类 300~500 克

100克
菠菜

双手捧的菠菜

100克
油菜

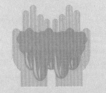

双手捧的油菜（约5棵）

100克
芹菜

双手捧的芹菜段

100克
洋葱

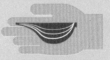

掌心托半个洋葱

70克
胡萝卜

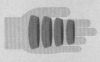

单手捧的胡萝卜块

30克
鲜香菇

掌心放3朵鲜香菇

水果类 200~350 克

250克
苹果

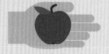

一只手可握住的苹果

150克
香蕉

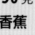

一根中等大小的香蕉

150克
葡萄

单手捧的葡萄
（约 15 颗）

80克
哈密瓜

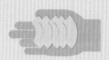

单手捧的哈密瓜块

动物性食物 120~200 克

每周至少 2 次水产品

50克
瘦肉

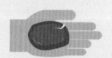

手掌厚度、一掌心的瘦肉

50克
三文鱼

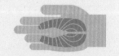

手掌厚度、一掌心的三文鱼

每天 1 个鸡蛋

40克
鸡蛋

小一点的鸡蛋

60克
鸡蛋

大一点的鸡蛋

大豆及坚果类 25~35 克

20克
黄豆
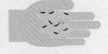
单手捧的大豆（干）

10克
瓜子仁
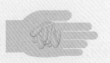
单手捧的瓜子仁

奶及奶制品 300~500 克

200克
牛奶
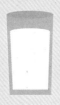
一玻璃杯牛奶

100克
酸奶

一小杯酸奶

水 1500~1700 毫升

200毫升
水

一玻璃杯水

500毫升
瓶装水
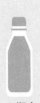
一瓶水

科学运动增强体质

怀孕是对整个身体素质的大考验，不单单依赖于几个方面素质的提高。锻炼身体不能急于求成，要有规划。备孕夫妻可以采用各种各样的运动方式，不同的运动方式会带来不一样的效果。通常只要适度训练，常见的运动形式都有改善生育力的作用。

每周、每天锻炼计划实施

1. 每天 30 分钟有氧运动，可以帮助自身增强体力，从而改善妊娠早期的疲惫感。有氧运动包括快走、慢跑、太极、游泳、舞蹈及健身操等。

2. 每周 2 次力量训练，有助于保持肌肉含量、提升骨骼力量、改善生殖能力。大多数健身中心会提供多种抗阻力健身器材、力量训练器及其他力量训练工具。另外，可以自制哑铃，如手持装满水或沙子的塑料矿泉水瓶进行力量训练。

每天 1 次核心肌群训练。拥有强健的核心肌群可以帮助女性容纳不断变大的子宫，降低分娩难度。如平板支撑、仰卧起坐、臀桥等动作就能有效锻炼核心肌群。

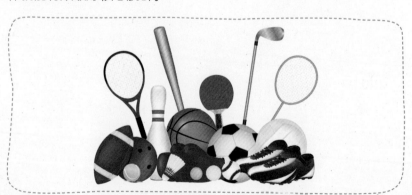

备孕运动注意事项

1. 运动之前要先热身，避免在运动中引起肌肉、韧带拉伤或关节扭伤。

2. 女性应选择对体力要求较低的运动，如慢跑、瑜伽、游泳、郊游等。

3. 一定要坚持运动。如果做不到每天运动，至少做到每周 3 次有氧运动，每次坚持 30 分钟。

4. 每次锻炼强度不要过大，以身体不感到疲劳为宜，锻炼时间不要太长。每周跑步超过 30 千米或每天剧烈运动超过 1 小时，可能会影响女性正常排卵。

5. 男性不宜选择剧烈的运动方式，如橄榄球、骑马等。

1 周运动计划

第 1 天	第一次尝试训练，身体评估，记录数据
第 2 天	有氧运动（跑步）45 分钟
第 3 天	有氧运动（快走）25 分钟，抗阻力运动（哑铃系列动作）30 分钟
第 4 天	休息
第 5 天	有氧运动（跑步）25 分钟，抗阻力运动（手臂部动作）30 分钟
第 6 天	有氧训练（爬楼梯）20 分钟，抗阻力运动（大腿部动作）30 分钟
第 7 天	休息

注：运动的形式是丰富多样的，可根据自己的喜好和目标调整，相同功能的动作可以调换，运动形式也可以调整。需要注意的是，备孕男性别长时间坐着打游戏。

健身球，锻炼核心肌群

仰卧，双腿放在健身球上面，做腹式呼吸。
吸气时横膈膜会下降，把脏器挤到下方，
因此肚子会膨胀，而非胸部膨胀。

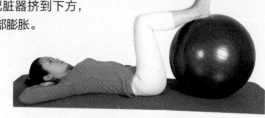

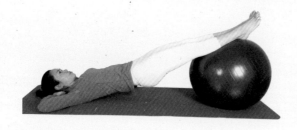

吸气的同时臀部抬起，
保持 5 秒。

两膝夹紧健身球，且收
缩肛门，保持 5 秒后
放松，重复 10 次。

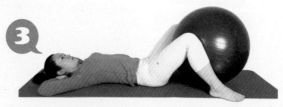

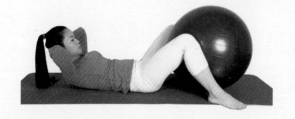

头部抬起，保持
5 秒，再平躺。

仰卧在地面上，屈膝，脚平贴在地面上，手放在耳旁，腹肌收缩。

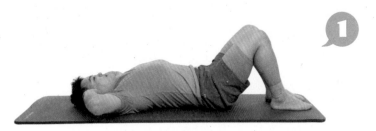

抬起头部和肩部，肩关节离开地面并将
右手臂靠向左侧，同时左膝抬提向右侧，
使右手肘与左膝相碰触。

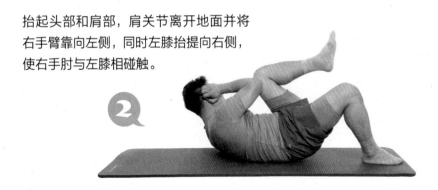

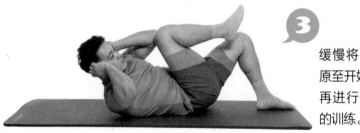

缓慢将身体还
原至开始位置，
再进行另一侧
的训练。

51

关于养宠物与备孕

有弓形虫抗体，就不必将宠物送走

提起弓形虫，备孕的朋友会很害怕，因为 TORCH 筛查，即我们通常说的优生四项检查，其中有一项就是针对弓形虫的。之所以需要特别检查 TORCH，是因为母体感染后，不会表现出特别的症状，一旦怀孕，这些潜伏的病原体对胎儿有极大的危害：孕早期，容易造成流产和胎停育；孕晚期，容易导致早产及发育异常。

以前大家普遍认为，既然它在优生检查项目中，且和猫、狗等有一定关系，从备孕期开始就应把家里的宠物送人。但现在，观念发生了变化，很多国内外妇产科专家都认为，如果你已经感染弓形虫并产生了抗体，孕期可以不用送走宠物。

TORCH 检查 ————————
TO——Toxoplasma   弓形虫
R——Rubella virus   风疹病毒
C——Cytomegalovirus   巨细胞病毒
H——Herpes simplex virus 单纯疱疹病毒

养狗狗，一般不会影响怀孕

狗是弓形虫的中间宿主，它的粪便和其他排泄物都没有传染性。弓形虫主要在狗的血液和肌肉中存在，口腔内也可能有弓形虫。除非你和狗狗进行了"舌吻"或吃了未煮熟的狗肉制品才会感染，正常接触是不会感染弓形虫的。现在宠物狗都会定期注射疫苗，还会随时监测，传染弓形虫的可能性微乎其微，所以养狗一般不会影响怀孕。

猫的粪便可能含弓形虫，"铲屎官"让别人来当

现在，流浪猫比较多。流浪猫靠翻垃圾桶找食物，比较脏。但是，家养的猫经常洗澡，比较干净，常吃熟食，而且和外面的流浪猫没什么接触，应该问题不大。

需要注意的是，猫屎中可能含有弓形虫，所以"铲屎官"还是让位给他人吧！此外，家里养花草施的花肥里也可能含动物粪便，备孕女性也尽量不要碰触。

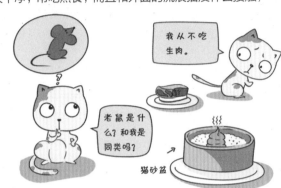

我从不吃生肉。

老鼠是什么？和我是同类吗？

猫砂盆

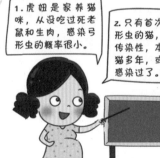

1.虎妞是家养猫咪，从没吃过死老鼠和生肉，感染弓形虫的概率很小。

2.只有首次感染弓形虫的猫，才具有传染性，本姑娘养猫多年，或许早已感染过了。

3.受到感染的猫咪只是排泄物中可能带有弓形虫卵。

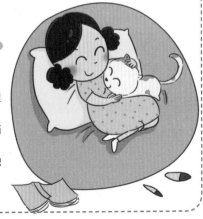

对弓形虫病应该引起重视，但没有理由一定送走猫咪。

不要太紧张，放轻松。呆萌乖巧的猫咪给我们带来的欢乐远远超过它的危害。

切莫食用未熟透的肉，尽可能不接触猫便。

安全起见，孕检需要检查弓形虫。

孕前疫苗接种

目前，我国还没有专门为女性设计的怀孕免疫计划，针对某些传染性疾病，专家建议备孕女性应提前接种疫苗，以防孕期感染某些疾病，对胎宝宝产生不利影响。

疫苗	接种原因	接种时间	免疫效果	备注
风疹疫苗	孕期感染风疹病毒，容易在孕早期发生先兆流产、胎死宫内等严重后果，也可能会导致胎宝宝先天性畸形或先天性耳聋	孕前3个月或更早	疫苗注射有效率约为90%，终身免疫	注射前先抽血检验自己是否有抗体，有则不用注射
流感疫苗	孕妇是流感的高危人群，感染后出现并发症的风险高	孕前3个月	1年左右	如果对鸡蛋过敏，不宜注射
乙肝疫苗	乙肝病毒能通过胎盘屏障直接感染胎宝宝，还可使胎宝宝发育畸形	孕前9个月开始。需注射3次，从第1针算起，在此后1个月时注射第2针，6个月时注射第3针	免疫力可达95%，免疫有效期在7年以上	先做"乙肝五项"检查，若无抗体则需注射3针
甲肝疫苗	肝脏在孕期负担加重，抵抗病毒的能力减弱，极易被感染；经常出差或经常在外面就餐的女性，更应该在孕前注射疫苗	孕前3个月	免疫时效可达20~30年	备孕期间尽量减少在外用餐
水痘疫苗	孕早期感染水痘，可致胎宝宝得先天性水痘或新生儿水痘；孕晚期感染水痘，可能导致准妈妈患严重肺炎	孕前3~6个月	终身免疫	先查一下自己是否有抗体，有则不用注射

孕前接种疫苗注意事项

1. 曾有多次自然流产史的备孕女性应该咨询医生。

2. 接种任何疫苗后，都要在现场停留30分钟，以观察备孕女性对疫苗有无过敏反应，一旦出现严重过敏反应及疫苗相关的不良反应，应及时处理。

3. 接种疫苗后，备孕女性要多喝水、保证睡眠，来减轻由疫苗接种引起的不适。

预防接种凭证

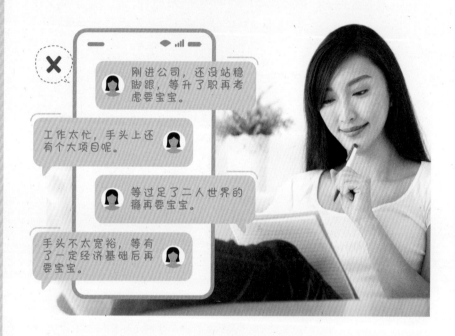

职场女性备孕

在黄金年龄段（24~29岁）生育

你也许有一大堆暂时不要宝宝的理由，但只要有一条必须要宝宝的理由，就足以打败那一大堆理由。

女性生育具有一定的黄金年龄段（24~29岁），一旦过了35岁，受孕概率会明显降低，35岁女性的受孕概率只有25岁年轻女性的一半。女性到了40岁，即使月经正常，能排卵，能进行正常的性生活，夫妻二人身体都很好，受孕的机会也会很小。因此，如果你想在自己的有生之年当妈妈，最好在35岁前怀孕。

趁着还能生，赶紧生，不要等到想生却不能生了而抱憾终身。

生娃与升职可以兼顾

要宝宝，还是要工作？这是很多职场女性面临的两难选择。对于某些岗位，这二者之间并不存在必然矛盾。即使在怀孕期间，你也可以继续工作，只要注意将工作强度调整到恰当的程度，工作时间不要太长就好。如果你的工作需要经常出差，就要三思而行了，因为孕中期之后，膨大的腹部会给你带来不便和麻烦。

好妈妈也可以是好员工

研究表明，孕育过孩子的女性遇事更冷静、更有耐心，考虑问题更周全、更有全局观，与人沟通时也更有亲和力。

一般来说，休产假时就要安排好宝宝由谁照料，并逐渐培养宝宝的适应能力。休完产假后，要充分利用工作时间，提高工作效率，减少因拖拉造成的加班，以便腾出时间陪宝宝。相信自己，一定会是一个在宝宝和工作之间应对自如的妈妈。

职场女性备孕方法

1. 工作上，注意劳逸结合，学会化解压力，保持良好心态，理性看待职场竞争。

2. 远离新装修的办公室，开空调的房间定时开窗通风，远离复印机和吸烟区。

3. 如果没有严格的着装需要，尽量少穿高跟鞋、紧身裤等，不妨换上平底鞋和舒服的着装。

4. 适量运动，最好每周有2~3次的运动，每次半小时。有氧运动结合力量训练，提高身体素质，为受孕做准备。

5. 积极防治妇科病，如月经异常、生殖道炎症等，为受孕扫清障碍。

6. 和谐的夫妻生活，既能增加双方的感情，化解压力，还能增加阴道和子宫颈的分泌物，为精子的活力与运动创造更好的条件，有助于顺利受孕。

高龄女性备孕

高龄女性怀孕有不可比拟的优势

☑ 心理更成熟，心态更稳定，已经充分做好迎接宝宝的准备。

☑ 有阅历、有见识、有丰富的生活经验，更懂得汲取和储备科学的育儿知识。

☑ 形成了稳定、和睦、温馨、有爱的家庭氛围。

☑ 有了比较好的经济基础，可以给孩子提供相对稳定和宽裕的物质条件。

高龄女性怀孕可能的风险

☑ 高龄孕妈妈患妊娠期糖尿病、先兆子痫等疾病的概率增加。

☑ 流产的概率增加。

☑ 胎儿畸形概率增加。

☑ 难产概率增加。

☑ 产后发生感染及贫血的概率增加。

卵子会随年龄增长而老化，好的生活习惯可延缓老化

 保持卵子活力的好习惯

1 | 多吃大豆及豆制品，如豆浆。大豆中富含大豆异黄酮，能够平衡雌激素，养护卵巢。

2 | 多吃富含优质蛋白和维生素的食物，有助于调节体内的雌激素。

3 | 养成每天锻炼 30 分钟的习惯，如慢跑、散步、瑜伽等。

4 | 保证充足睡眠，不熬夜。

5 | 学会放松心情，释放压力。

加速卵子衰老的坏习惯

1 | 长期大量饮用咖啡。

4 | 长期吸烟酗酒。

2 | 吃减肥药、节食减肥。

5 | 长期精神压抑。

3 | 久坐不动。

6 | 长期服用避孕药。

高龄女性一定要如实告诉医生的事儿

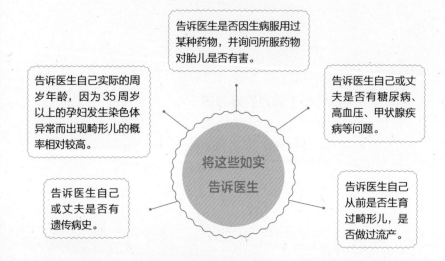

告诉医生是否因生病服用过某种药物，并询问所服药物对胎儿是否有害。

告诉医生自己实际的周岁年龄，因为35周岁以上的孕妇发生染色体异常而出现畸形儿的概率相对较高。

告诉医生自己或丈夫是否有糖尿病、高血压、甲状腺疾病等问题。

将这些如实告诉医生

告诉医生自己或丈夫是否有遗传病史。

告诉医生自己从前是否生育过畸形儿，是否做过流产。

高龄女性特别需要做哪些孕前检查？

对遗传性疾病的细致检查

高龄女性如曾经生产过某些有缺陷的婴儿，再次怀孕会有一定的再现率，如唐氏综合征，再次怀孕仍有1%～2%的复发率。这样的女性再次怀孕时一定要做进一步的检查，以利于优生，怀孕前夫妻双方应做染色体检查。

做卵巢功能检测

女性过了最佳生育年龄段后，卵巢功能开始衰退，会出现排卵障碍，影响正常的受孕和生育。同时，雌激素、孕激素也会减少，不足以维持良好的子宫内膜环境，使受精卵难以着床。因此，有必要做卵巢功能检测。卵巢功能检测一般是检测来月经1～2天的生殖内分泌激素，通过查这些激素可以对卵巢功能做出评定。

不要急于怀孕的情况

患有这些疾病的女性应做好孕前咨询和疾病评估

贫血	女性怀孕后，贫血会加重，严重贫血容易导致胎儿缺氧、发育迟缓
结核病	如果女性患结核病，容易发生不育、流产、早产等情况，还有将该病传染给胎儿的危险，此时怀孕也会威胁准妈妈的身体健康
心脏病	如果女性患有心脏病，在妊娠期间，心脏负担会过重，很容易引起心功能不全，造成流产、早产等
糖尿病	患糖尿病的女性容易并发妊娠期高血压疾病，或出现羊水过多、流产、早产、胎死宫内等情况，此时怀孕会增加难产概率，或生出巨大儿、畸形儿等
肝脏病	准妈妈本身若患有肝脏疾病，再加上妊娠期肝脏负担加重，容易引起肝功能异常
高血压	高血压患者如怀孕，容易出现先兆子痫。因此要在经过系统治疗，血压正常或接近正常，并听取医生意见后再考虑怀孕
肾脏病	患肾脏病的女性，肾功能正常时可以怀孕，当然，妊娠时会有尿蛋白增多的现象，有些人肾脏病会恶化

避开"黑色"受孕时间

蜜月期	为了婚礼劳心劳力,降低了精子和卵子质量
旅途中	舟车劳顿,生活起居没有规律,饮食失调,营养失衡,睡眠不足,会影响受精卵的生长,或引起子宫收缩
饮酒后	如饮用大量的酒,最好停饮1个月再受孕,减少酒精对生殖细胞的伤害

长期服用药物的女性不要急于怀孕

有的女性患有疾病,需要长期服用某种药物,如激素、抗生素、止吐药、抗癫痫药、抗精神病药物等,这些药物会不同程度地对生殖细胞产生影响。

从原始卵泡发育为成熟卵泡约需 3 个月,在这段时间内,卵子容易受到药物的影响。因此,长期服药者不要急于怀孕。

各种药物的作用、在人体内储存的时间以及对卵细胞的影响各不相同,不能一概而论。如果长期服药的女性计划怀孕,最好先请医生指导,再确定怀孕的时间。

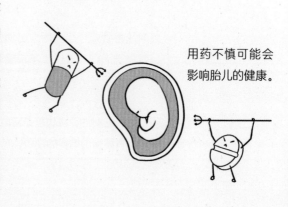

用药不慎可能会影响胎儿的健康。

第 2 章

备孕巩固期

31~90 天

为怀孕做足准备

关注细节，轻松备孕

1. 戒烟酒

备孕夫妻至少要提前 3 个月戒烟酒，以促使体内积累的毒素排净。

- ☑ 烟草：会降低精子数量和质量，以及卵子质量。
- ☑ 酒：乙醇在体内达到一定浓度时会损害生殖细胞，影响受精卵发育。

2. 拒绝烫染发、美甲

- ☑ 烫发、染发、美甲：孕前 3 个月开始就不宜进行此类活动，其中含有的某些化学制剂经血液循环后易对生殖细胞产生不利影响。

3. 不宜多吃过度加工的食品

- ☑ 熏肉、火腿、香肠：各种加工肉制品在制作过程中添加了大量的油、淀粉、盐，以及防腐剂等，热量高、营养密度低，备孕期和整个孕期都要少吃。

4. 饮食上要注意忌口

☑ 未煮熟的食物：孕前 3 个月就要远离生鱼片、没有彻底熟透的牛羊肉等，一旦弓形虫、细菌和其他有害微生物进入体内积累，孕后对胎儿不利。

5. 常吃提高精子、卵子质量的食物

☑ 黄豆、豆腐、豆浆：精子及卵子容易受自由基的损伤，大豆及其制品中的黄酮类化合物可以帮助抵挡自由基侵害。

小贴士

备孕能用化妆品吗？

　　备孕女性从正规渠道购买的合格产品都是可以用的，是不需要担心激素的问题的。即使怀孕后，也可以用护肤品、防晒化妆品、隔离霜等，但不建议经常化彩妆。

列出想要改善的生活细节

补充叶酸提上日程

为什么备孕期需要补叶酸?

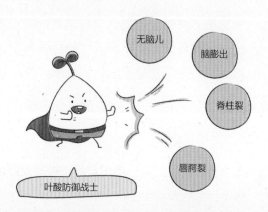

☑ **孕前 3 月:** 每天摄取 400 微克叶酸,这样在怀孕早期胎儿神经管发育的关键阶段,叶酸才能发挥作用。

☑ **孕期:** 整个孕期坚持补充,特别是孕后的前三个月,是胚胎中枢神经生长发育的关键时期,也是致畸敏感期。

● 备孕男性也最好补叶酸,可提高精子质量。

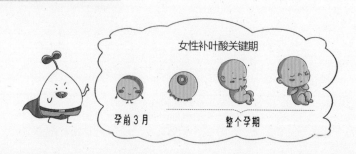

女性补叶酸关键期

孕前 3 月　　整个孕期

哪些食物可以补叶酸？

1. 各种绿色蔬菜，如菠菜、韭菜、油菜、西蓝花、莴笋、四季豆等。
2. 动物肝脏、蛋黄、豆制品、坚果类。
3. 水果，尤其是柑橘类水果，如橘子、橙子、柠檬、葡萄柚等。

食材	每100克食材的叶酸含量
鸡肝	1172.2 微克
海苔	854.1 微克
红苋菜	419.8 微克
猪肝	353.4 微克
菠菜	194.0 微克
核桃	102.6 微克
橘子	52.9 微克

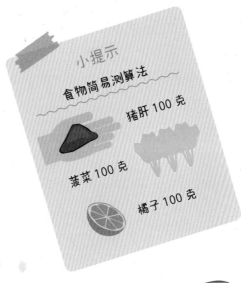

小提示
食物简易测算法
猪肝 100 克
菠菜 100 克
橘子 100 克

食补的同时最好服用叶酸片

食物中的天然叶酸具有不稳定性，遇光、遇热易损失，在储存、烹调过程中易损耗，所以仅靠食补往往达不到孕期的需求，应在食补的同时，服用叶酸片。

叶酸

每天400微克就够了

记下开始服用叶酸片的日子： 年 月 日

孕前要补充足够的铁

为什么备孕期要补铁？

孕前缺铁不及时补充纠正，孕期及产后缺铁情况会更加严重，容易导致早产、胎儿生长受限、新生儿低体重，以及妊娠期缺铁性贫血。因此，铁缺乏或缺铁性贫血者应纠正贫血后再怀孕。

- 孕前及孕产期最容易缺乏的是铁，其次才是钙。

小贴士

自查是否缺铁

√ 表现症状：缺铁可能会出现头晕、头痛、疲劳、心悸、眼花、耳鸣等贫血症状，还可能伴有脱发、食欲不振、恶心、便秘、吞咽困难等不良反应。

√ 医院检查：血清铁蛋白测定、血常规检查能够较为直观地检测到患者是否缺铁。

注重从饮食中补铁

这样吃更补铁

> 摄入畜肉或动物血、肝脏时，宜少量多次，提高蛋白质和铁的吸收利用率。

> 把肉分散到三餐里面吃，如中午吃点肉包子，晚上吃点炒肉丝。

> 同时摄入含维生素C较多的新鲜蔬果，如橙子、猕猴桃、樱桃、柠檬、西蓝花等，以提高膳食铁的吸收和利用。

> ● 孕前正常女性铁的推荐摄入量为每天20毫克。动物血、肝脏及红肉中铁含量及铁的吸收利用率均较高，一日三餐中应该有瘦畜肉50～100克，每周食用1次动物血或畜禽肝肾25～50克。

番茄炖牛腩

材料　牛腩200克，番茄100克。

调料　葱花、姜片各10克，桂皮、大料各3克，盐、老抽、料酒各少许。

做法

1. 牛腩洗净，切大块；番茄洗净，切块。

2. 锅中油烧至七成热，爆香葱花、姜片、桂皮、大料，加入牛腩块翻炒，调入老抽、料酒炒匀。

3. 电炖锅加适量清水煮开，倒入炒好的牛腩，撇去浮沫，小火炖1小时，加入番茄块煮至熟透，加盐调味即可。

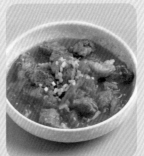

功效　牛腩富含铁、锌、蛋白质，番茄含有胡萝卜素和维生素C等，搭配食用开胃、补血。

补微量元素，营造好孕环境

补碘：预防"呆小病"

备孕女性如果长期摄入碘不足，宝宝出生后甲状腺功能低下会影响中枢神经系统，特别是对大脑发育也有影响，还可能导致生长缓慢、反应迟钝、面容愚笨，即"呆小病"。

富含碘的食物： 干海带、紫菜、虾皮、海米、鹌鹑蛋等。

> ● 孕前补碘比孕期补碘对宝宝大脑发育的促进作用更明显，如果孕后 5 个月再补碘，就起不到预防作用了。

补铜：促进胎儿正常发育

准妈妈如果缺铜，可能会影响胚胎的正常分化和发育，还可能会导致胎儿先天畸形，以及胎膜早破、流产等异常情况。

富含铜的食物： 动物肝脏、粗粮、坚果等。

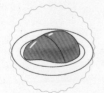

补锌：预防先天畸形

女性如果缺锌，可能会影响胚胎的发育，导致各种先天畸形。男性如果缺锌，会导致性欲低下、精子数量减少。

富含锌的食物： 瘦肉、牡蛎、芝麻等。

补锰：促进胎宝宝智力发育

准妈妈缺锰也会影响胎宝宝智力发育，还可能导致胎宝宝畸形，如关节严重变形。

富含锰的食物： 新鲜蔬果、粗粮等。

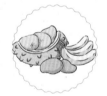 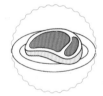

微量元素检查单粘贴处

素食者备孕

素食者备孕需要额外补充的营养素

蛋白质

注重食物搭配，增加蛋白质摄入，如将豌豆和大米、通心粉和奶酪等搭配食用。对于严格的纯素食者，应增加大豆及其制品的摄入，也可以适量吃些蛋白粉。

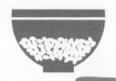

维生素 B$_{12}$

维生素B$_{12}$主要存在于动物性食物中，而紫菜中维生素B$_{12}$的含量可以和鱼类、蛋类相媲美，菌类、麦片也富含维生素B$_{12}$。纯素食者必须补充维生素补充剂。

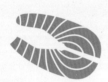

脂肪

可用植物性脂肪代替动物性脂肪，如植物油、豆类、豆制品、坚果等。

铁

可选择食用含铁量较高的植物性食物，如菠菜、芹菜、油菜、苋菜、韭菜、芝麻、木耳等，同时补充富含维生素C的食物，以促进铁吸收。

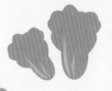

锌

素食者可通过土豆、四季豆、芝麻、苹果、通心粉等获得锌。

素食者可采用"二二一比例进餐法"

推荐素食者备孕期采取"二二一比例进餐法",即将食物尽量按照两份五谷杂粮、两份蔬果、一份蛋白质的比例进行配餐,有助于备孕期均衡饮食。

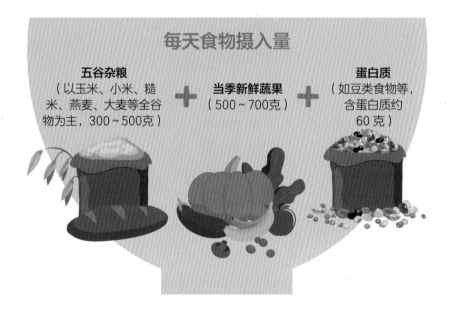

二二一比例进餐法

每天食物摄入量

五谷杂粮
(以玉米、小米、糙米、燕麦、大麦等全谷物为主,300~500克)

+

当季新鲜蔬果
(500~700克)

+

蛋白质
(如豆类食物等,含蛋白质约60克)

素食备孕女性要吃一些坚果

核桃、瓜子、松子等坚果中含有不饱和脂肪酸,能够促进胎宝宝的中枢神经系统的发育,所以备孕女性每天可以吃25~30克的坚果,大概一小把的量。

自然流产后怎么备孕?

坐个"小月子",为再孕做好身体准备

女性流产后需要坐个"小月子",即调养身体 1 个月,使身体功能尽快恢复正常,为再次怀孕做好充分的准备。

生活调养

1. 保证充足睡眠,尤其在术后2～3天内,应卧床休息。👍

2. 术后 15 天内尽量避免从事过重的体力劳动,避免剧烈运动。👍

3. 每天养成定时排便的习惯,排便时切忌用力。👍

4. 切忌触碰冷水,加强个人卫生,保持会阴清洁,禁止盆浴。👍

5. 保持好心情,愉快的情绪会加快流产后身体的康复,有助于再次怀孕。👍

6. 丈夫应多安抚妻子,在短期内不要有性生活。👍

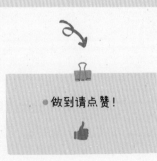

● 做到请点赞!

饮食调养

1. 多吃维生素、蛋白质含量较高的食物。👍

2. 多吃含可溶性膳食纤维的食物，如香蕉、小白菜、西蓝花等，可调理便秘。👍

3. 不喝冷饮，不吃生冷食物。👍

4. 肠胃虚寒者慎吃性味寒凉的食物，如绿豆、生萝卜等；体质阴虚火旺

者要避免食用羊肉、榴梿、桂圆等易使人上火的食物。👍

● 做到请点赞！

小贴士

流产后多久可以同房

流产后，宫颈的黏液栓还未形成，不能阻止细菌入侵。另外，流产后子宫内膜有创伤，一旦感染，容易引起子宫内膜炎、输卵管炎等，从而造成不孕。因此，自然流产或人工流产，至少要 1 个月后才能同房。待第一次月经干净后应复查身体的恢复情况，最好在身体恢复良好后再同房。

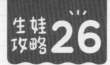
复发性流产后怎么备孕?

频繁流产必须查明原因再备孕

　　复发性流产即习惯性流产,往往是由女方和男方自身的一些问题引发的,此时需要到医院查出导致流产的原因。

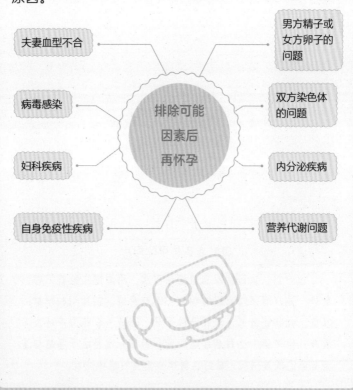

夫妻血型不合

病毒感染

妇科疾病

自身免疫性疾病

排除可能因素后再怀孕

男方精子或女方卵子的问题

双方染色体的问题

内分泌疾病

营养代谢问题

面对习惯性流产要有信心

面对习惯性流产，如果还想要宝宝，首先需要做的就是去医院查明原因，进行诊治。最好不要等到怀孕后才开始保胎。流产后要注意合理饮食、充足休息、稳定情绪、良好卫生、适当运动，坚信自己一定能怀得上、生得下。

给未出生的小宝宝写封信吧

宫外孕后如何备孕?

术后半年内避孕并常复查

宫外孕治愈后一般不影响卵巢功能，能否怀孕要结合自身的情况而定，处理得当可以再次怀孕。宫外孕术后半年之内要避孕，让身体逐渐恢复，同时要随诊观察，确定是否具备正常怀孕的条件。

- 建议做输卵管造影等相关检查，确诊输卵管是否畅通，排除盆腔炎、腹膜炎等疾病。

宫外孕治愈后再次怀孕，正常怀孕的概率很高，但 10% 的女性会再次发生宫外孕。因此，有过宫外孕史的女性如果再次妊娠，最好在怀孕 50 天后做一次 B 超检查，根据孕囊及胎儿心脏搏动所处的位置，可以判断是宫内妊娠还是宫外孕。

小贴士

哪些因素易引起宫外孕?

- × 反复人流。
- × 盆腔子宫内膜异位症。
- × 慢性盆腔炎。
- × 宫内有节育器。
- × 输卵管炎症。
- × 输卵管发育异常或进行过输卵管手术。

宫外孕后注意调养，增强抵抗力

● 有或无宫外孕史的女性备孕时在生活及饮食上的要求是一样的，你做到了吗？

生活调养

- ☑ 注意卫生，经期注意防止生殖系统感染，用温水清洗外阴部，勤换内裤，保证外阴部清洁与干燥。
- ☑ 劳逸结合，勿做重体力劳动，尽量减少腹压，缓解便秘。
- ☑ 尽量少去公共场所，注意保暖，预防感冒。
- ☑ 适量运动，增强抵抗力。

饮食调养

- ☑ 保证膳食平衡，满足身体正常的消耗需求。
- ☑ 摄入含优质蛋白质、易消化的食物，如畜禽瘦肉、蛋奶类、豆制品等。
- ☑ 多吃新鲜蔬果，满足身体对维生素和膳食纤维的需求。
- ☑ 戒烟酒、辛辣刺激性食物，以免影响身体健康。

备孕二胎，安抚好大宝的情绪

怀孕时如何与大宝相处？

让大宝参与整个孕期过程	让大宝照顾布娃娃、抚摸妈妈肚子、与肚子中的宝宝对话、陪妈妈一起置办小宝的生活用品等，一起迎接小宝的到来。
延续以往的亲子活动	怀孕后和大宝的亲子活动要坚持做下去，如亲子共读、做游戏、户外散步等。
住院生产前提前告诉大宝	让大宝提前整理心情，并去医院看看新生儿。

小贴士

如何更有效地跟大宝沟通？

　　大宝3岁以前，还没有明确的独立意识，会不自觉跟着大人的意愿来，是要二宝的好时机。4~6岁大宝，在这个阶段是以自我为中心的，父母只能以最简单的利害关系来许诺，如"即使有了弟弟妹妹，爸爸妈妈也会像从前一样爱你，而且你还多了一个小帮手""弟弟妹妹不会抢你的玩具"等。两个宝宝相差10来岁，大宝会理解很多社会规矩和人际关系，这时候就比较好讲道理了，但仍要关注大宝的情绪。

二宝出生后，应对大宝情绪变化有妙招

☑ 父母不要忽略大宝，和大宝保持亲密的关系，让大宝感知父母的爱。

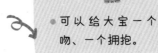

●可以给大宝一个吻、一个拥抱。

☑ 让大宝参与照顾二宝的过程，不要强迫大宝立刻接受二宝。

●让大宝抱抱刚出生的二宝，帮助做些力所能及的事，如递二宝用的尿布、小毛巾、护肤霜等。

☑ 不要拿二宝与大宝进行对比，保护大宝的自尊心和自信心。

●不要对大宝说"二宝真是比大宝小时候要乖很多呀""再淘气，妈妈就不喜欢你了"等语言，也要告诉周围的亲戚朋友不要跟大宝开这样的玩笑。

写下要对大宝、二宝说的话

备孕二胎，应该做的检查

备孕二胎更要重视孕前检查

备孕二胎时的身体状况与备孕第一胎时往往有很多区别，特别是备孕二胎时如果年龄超过 35 岁，身体状况就明显不如最佳生育年龄时的状态。即使有些孕妈妈可能没有错过最佳生育年龄，也要注意备孕二胎前的身体各项检查。

- 35 岁以后发生早产、妊娠期糖尿病、妊娠期高血压疾病等问题的概率增大，分娩的风险也会较高。

小贴士

备孕二胎孕前检查的注意事项

√ 孕前检查需要避开月经期，月经结束后3~7天较为合适。

√ 孕前检查前三天避免性生活。

√ 孕前检查的前一天不要熬夜，早一点休息。

√ 孕前检查当天穿宽松、舒适的衣物。

√ 孕前检查个别项目需要空腹检查。

√ 自备一杯温水，妇科 B 超检查前需要憋尿。

备孕二胎需要做哪些孕前检查及监控？

☑ **优生四项检查：** 检查是否感染弓形虫、风疹病毒、巨细胞病毒、单纯疱疹病毒。

☑ **对遗传性疾病的检查：** 对于有遗传性疾病的夫妻，怀二胎前的检查尤为重要。即使大宝没有任何健康问题，再次怀孕仍然可能导致疾病的遗传。

☑ **子宫颈检查：** 子宫颈检查是一个必需做的检查项目，最好将妇科内分泌全套检查及液基薄层细胞学检查（TCT）都做了，让二胎怀得安心、生得健康。

☑ **子宫问题的监控：** 只有子宫健康才适合怀孕，高龄女性备孕二胎前一定要注意子宫检查，尤其大宝是剖宫产的妈妈，二胎在孕33周以后，每周至少去医院产检一次，注意之前剖宫产的切口及胎宝宝的发育情况。

☑ **身体功能的监控：** 相对于年轻准妈妈，高龄准妈妈患妊娠期高血压疾病和妊娠期糖尿病的可能性更大。

头胎自然分娩，二胎要注意的事情

1. 时间准备

　　想要生二胎，一定要算好两次分娩的间隔时间。如果头胎是顺产，产后恢复期相对较短，一般只需经过 1 年，女性的生理功能就可基本恢复，就可以考虑怀二胎了。

2. 心理准备

　　多一个孩子就会多一份责任和压力，面对各种费用支出，备孕夫妻应心中有数，尽量为孩子提供一个健康和谐的生活环境。

3. 身体准备

　　孕妈妈要二胎前，最好适当健身，提高肌肉质量和关节的稳定性。妈妈身体素质好，孕育二胎也相对轻松一些。

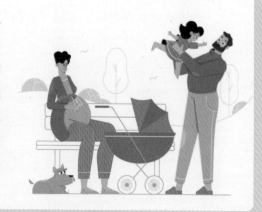

4. 分娩方式

☑ 头胎为顺产，二胎检查结果一切正常，胎位比较正，也是可以顺产的。

☑ 生二胎时，多数经产妈妈的生产过程都很顺利。虽然因为个人体质差异，有些经产妈妈还是会宫颈口紧，但会相对轻松地应对分娩。

☑ 二胎妈妈多数情况下会阴部的伸缩性都不错，只要胎儿的头部能顺利出来，就不需要侧切。

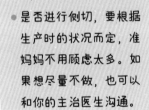

● 是否进行侧切，要根据生产时的状况而定，准妈妈不用顾虑太多。如果想尽量不做，也可以和你的主治医生沟通。

准备要二胎了，写下对未来的憧憬吧

头胎剖宫产，二胎要注意的事情

头胎剖宫产，什么时候可以要二胎？

子宫瘢痕愈合的最佳时间是术后2～3年，一般建议避孕2年以上，尤其是对于二胎想尝试顺产的妈妈，一定要评估子宫瘢痕的愈合状况再备孕。

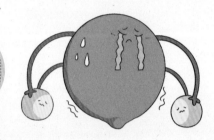

剖宫产后若过早怀孕，随着胎儿的发育，子宫瘢痕处拉力增大，子宫有裂开的潜在危险，容易造成大出血。

头胎剖宫产，二胎的分娩方式

一般来说，第一胎剖宫产，第二胎是有顺产机会的。如果第二胎分娩时没有剖宫产的指征，比如，胎儿宫内窘迫、子宫收缩乏力、胎位不正等情况，那么第二胎是可以顺产的。

什么情况下要剖宫产？

● 选择何种分娩方式，要听取医生的建议，医生会根据孕妈妈身体情况和胎宝宝发育情况来选择最恰当的分娩方式。

☑ 第一次剖宫产的指征依然存在，如骨盆狭窄、头盆不称、胎位不正、软产道畸形或狭窄，以及有内外科并发症，如心脏病等。

☑ 第一次剖宫产的子宫切口愈合不良，如子宫切口厚薄不匀、切口疤痕处过薄、有子宫切口破裂，或第一次手术切口为子宫纵切口、"⊥"形切口，或子宫切口有严重裂伤，进行过修补手术等情况。

☑ 第二次怀孕时有严重的产科并发症，如重度先兆子痫、前置胎盘、胎盘早剥等，不适于阴道分娩。

☑ 第二次怀孕在阴道分娩试产过程中如果产程进展不顺利，或出现胎宝宝缺氧，有子宫切口可能出现或已经出现破裂的情况，需遵从医生判断紧急进行剖宫产手术。

剖宫产的手术位置

生二胎也决定剖宫产，手术位置有变化吗？每个医院的规定不同，因此不能一概而论。但很少看到生头胎时横向开刀，到了二胎时就变为纵向开刀的。一般来说，都会在生头胎位置相同的地方开刀。在已经有过伤痕的地方开刀手术后，最后留下的是一条瘢痕。

小贴士

孕期这样做，头胎剖宫产后二胎顺产概率更大

√ 孕期合理饮食，规律运动，将体重控制好。

√ 做好可能需要再次剖宫产的准备。

√ 慎重选择分娩的医院和医生。

√ 最好参加一些关于自然分娩的孕妇课。

√ 尽量让产程自然开始。

输卵管不通是很难恢复的病变

输卵管不通的诊断

输卵管不通几乎没有任何临床症状和体征，主要表现为不孕。临床上经常通过输卵管通畅试验了解输卵管是否通畅。输卵管通畅试验有输卵管通液术、子宫输卵管碘油造影、子宫输卵管超声造影、腹腔镜下输卵管通液等，应跟医生讨论后制订具体方案，谨遵医嘱。

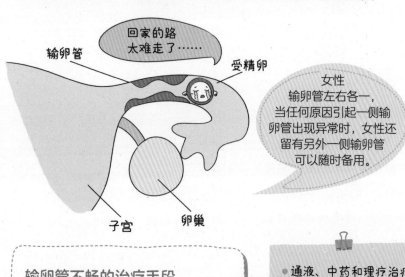

输卵管

回家的路
太难走了……

受精卵

女性
输卵管左右各一，
当任何原因引起一侧输
卵管出现异常时，女性还
留有另外一侧输卵管
可以随时备用。

子宫　　卵巢

输卵管不畅的治疗手段

治疗手段	治疗目的
通液（通水）	疏通管腔
中药和理疗（微波、敷盐等）	促进局部血液循环，解痉
腹腔镜手术	疏通宫腔，去除子宫内膜异位病灶

通液、中药和理疗治疗简便，没有太多不良反应，多数医院都能做；腹腔镜则对设备和医生的经验有一定的要求，可以解决一般治疗方法不能解决的问题。究竟采用哪种治疗手段，需遵医嘱与医生讨论后决定。

小贴士

做输卵管通液要选对时间

输卵管通液应该在月经干净后3~7天进行，此时进行输卵管通液，不易将体外或阴道、宫颈口的病原菌带入宫腔引起感染和并发症，也能避免因损伤子宫内膜而引起出血过多。

迟迟不能怀孕，可考虑人工受孕

当你已经为自然怀孕做了最大努力却仍不能怀孕的时候，可以考虑寻求人工受孕。如果夫妻有正常性生活，没有采取避孕措施，一年还不能怀孕，或者夫妻经常处于两地分居状态，两年没有怀孕，应该向医生咨询一下，让医生安排做一定的检查，然后根据检查结果和你的意愿来考虑人工受孕的可能。

胚胎移植手术后女性需要注意的细节

☑ 尝试恢复日常生活，避免剧烈运动以防产生不适，需要12天左右的时间进行早孕测试。

☑ 许多女性会感到轻微腹胀、小腹痉挛、便秘及乳房胀痛，这是由高黄体酮及雌激素水平导致的。体外受精完成后短时间内，发现阴道出血或有透明液体也是很正常的，并不是异常或者流产的征兆。

☑ 体外受精有可能尝试几次才能成功，放轻松，要有这样的心理准备。如果第一次没有成功，医生会仔细评估整个治疗过程，不断完善治疗方案，以增加下一次成功的概率。

月经不调居家调养方案

生活调养

- ☑ 熬夜、过度劳累、生活不规律易导致月经不调。只要生活规律,月经就可能恢复正常。

- ☑ 经期不要冒雨涉水、洗冷水澡、吃冷饮等,无论何时都要避免小腹受寒。

- ☑ 如果月经不调是由遭受挫折、压力大而造成的,必须要调整好心态。

- ☑ 月经期间不宜长时间吹电风扇或坐卧在风大的地方,更不能直接坐卧在地砖、地板上,以免受寒。

> • 很多妇科疾病,如盆腔炎、子宫内膜炎、输卵管炎症、子宫内膜异位症等,都与经期不洁的性生活有很大关系,严重的还会引起不孕,夫妻应避免在经期进行性生活。

饮食调养

- ☑ **经血发黑有血块:** 可以常备一些玫瑰花茶。玫瑰有行气解郁、和血散瘀的功效,再加点红糖,能行气化瘀、温补子宫。

玫瑰红糖茶

材料　玫瑰花 5 朵,红糖适量。

做法

1. 将玫瑰花和红糖一起放入杯中,冲入沸水,盖上盖子闷泡约 5 分钟。
2. 待茶水温热时即可饮用。

功效　此款花茶对于缓解和预防月经不调有辅助疗效。

☑ **经量稀少：**女子以血为本，月经量减少实际上是气血不足的信号，说明体内气血已经不足了。常吃山药炖黄牛肉，可以补脾养血、调经。

山药炖黄牛肉

材料 黄牛肉150克，山药100克，莲子15克，桂圆肉10克，枸杞子10克。
调料 葱段、姜片、料酒、清汤、盐各适量。
做法
1. 黄牛肉洗净，切块，焯水捞出；山药洗净，去皮，切块；莲子、枸杞子、桂圆肉洗净。
2. 砂锅内放入清汤，放入黄牛肉、葱段、姜片，大火烧开后，加入料酒，改小火炖2小时，放入山药、莲子、枸杞子、桂圆肉，小火炖30分钟，加盐调味即可。

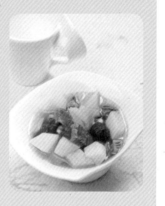

功效 牛肉能补脾胃、养气血，山药补脾益气，二者搭配能帮助备孕女性双补脾胃、补血养肾、活血调经，更能促进气血生化。

☑ **经期腹痛、腰痛：**平时可以吃些红糖艾叶水煮鸡蛋或益母草红糖水煮鸡蛋，有活血化瘀、暖宫止痛的作用。

益母草红糖水煮鸡蛋

材料 益母草30克，鸡蛋2个。
调料 红糖10克。
做法
将益母草、红糖、鸡蛋加水同煮，蛋熟后去壳，再煮片刻，吃蛋饮汤。经前服用，每天1次，连服3~5天。

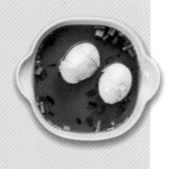

功效 益母草是历代医家用来调治妇科疾病的药材，对女性由血瘀引起的月经不调、腹痛等有不错的疗效。

子宫内膜异位症的助孕方式

什么是子宫内膜异位症？

　　子宫腔内衬着一层膜样组织，它就是子宫内膜，由它的脱落而产生月经。如果子宫内膜不安稳地待在子宫腔内，到处乱跑到人体的其他部位安家落户，就会引起下腹痛、痛经、月经异常等症状，让人痛苦，这就是医学上说的子宫内膜异位症，也叫内异症。

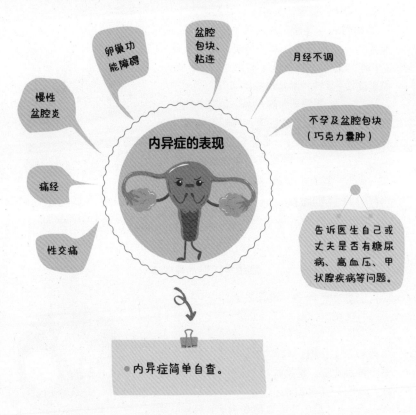

卵巢功能障碍

盆腔包块、粘连

月经不调

慢性盆腔炎

不孕及盆腔包块（巧克力囊肿）

内异症的表现

痛经

告诉医生自己或丈夫是否有糖尿病、高血压、甲状腺疾病等问题。

性交痛

● 内异症简单自查。

子宫内膜异位症如何备孕？

总体来说，子宫内膜异位症的助孕方式有吃药、手术、辅助生育。

原则上症状轻微者采用期待疗法，只需促排卵或监测排卵干预，积极争取怀孕。

受孕没成功，对有强烈生育要求的女性进行"三部曲"治疗。

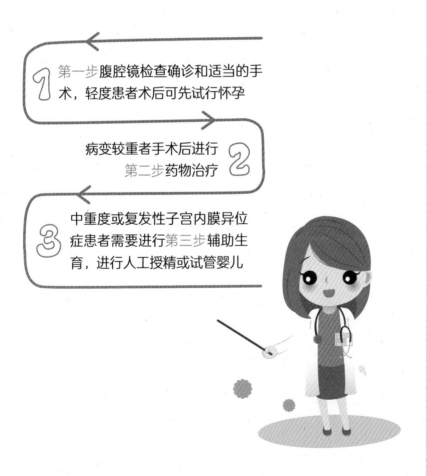

1 第一步腹腔镜检查确诊和适当的手术，轻度患者术后可先试行怀孕

2 病变较重者手术后进行第二步药物治疗

3 中重度或复发性子宫内膜异位症患者需要进行第三步辅助生育，进行人工授精或试管婴儿

超重、肥胖、低体重备孕

评估下自己的体重

超重、肥胖、低体重都不利于受孕，备孕女性可根据身体质量指数评估体重是否合理，进行科学备孕：BMI（身体质量指数，简称体质指数）＝体重（千克）÷ 身高的平方（米²）

等级	BMI/(kg/m²)
低体重	BMI<18.5
健康体重	18.5 ≤ BMI <24.0
超重	24.0 ≤ BMI < 28.0
肥胖	BMI ≥ 28.0

● 算一算
你的BMI值!

饮食、运动双管齐下，科学减重

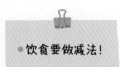

● 饮食要做减法!

☑ 控制主食摄入量

控制主食不是不吃主食，而是指原来食量较大的人，需要减少主食的量，同时相应增加等量的副食摄入量。可以采用递减式的方法减少主食的量，如先从每天减少 50 克做起。

☑ 饮食低脂低钠、少油少糖

油脂摄入过多易引发肥胖，而钠盐摄取过多，容易引发高血压和水肿，对身体健康以及减轻体重都是极为不利的。

宜　可选择富含蛋白质的禽畜瘦肉、鱼、蛋、奶、豆制品和含糖量少的蔬果。

 忌　太油腻、太咸。
过多的动物性食物。
油炸、烟熏食物。
含糖量过多的食物，如果酱、蜂蜜、糖果、蜜饯、果汁等。

☑ 保证膳食纤维的摄入

膳食纤维能使人产生饱腹感，还能促进肠胃蠕动，预防和缓解便秘。因此，肥胖的备孕女性每天要保证摄取25～30克膳食纤维。新鲜蔬果都富含膳食纤维，备孕女性可根据自己的体质适当选择。

☑ 饭后运动甩脂肪

喜静不喜动的人群：散步	运动量较低，想靠它来减肥是不可能的，但有助于消化
不常运动的人群：慢跑	慢跑运动时间最好持续到30分钟以上，不能间断，10分钟或20分钟的运动是不会消耗脂肪的
喜爱运动的人群：健身操	各种健身操可以提高心率、促进代谢、加快燃脂，需要运动30～60分钟的时间

注意事项： 做完动作后，平躺一会儿，放松腹部。

无论吃什么，采用什么方法减重，饭后半小时适量运动都是对的，制订运动计划，鼓励自己每天坚持做到！

☑ 适量摄入豆制品

豆制品中的低分子化合物可以抑制脂肪的合成，所含的钙质和胆碱，具有促进脂肪从肠道排泄、减少脂肪吸收的作用。

☑ 选择看得见原貌的食物

建议挑选真正好的食物，把握一个简单的规则，"看得见食物的天然原貌"，可以增加减重的成功率。

富含铁、优质蛋白质。

损失了一部分营养素，添加了较多的油、盐、防腐剂。

选择吃新鲜牛肉片、牛排，而不吃加工过的牛肉干，因为牛肉经过加工后，会加入许多添加剂，已经不是食物的原貌了。

富含不饱和脂肪酸、蛋白质。

肌浆蛋白、维生素的损失很多。

吃鱼而不是吃鱼糜制品。

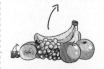

维生素C、膳食纤维、矿物质含量丰富。

维生素C损失多，糖分含量高。

吃水果而不是吃水果干。

低体重女性科学增重策略

备孕女性的身体质量指数如果偏低，容易影响生育能力，还会增加流产率。因此，低体重的备孕女性可以通过适当增加食物量和规律运动来增加体重，每天可有1~2次的加餐，如每天增加牛奶200毫升，或粮谷类、畜肉类50克，或蛋类、鱼类75克。

小贴士

每周监测自己的体重

在备孕期间应每周称1~2次体重，这样能时刻监测体重变化情况，以便调整饮食与运动计划。

每月体重记录表

周	天	目标体重 / 千克	实际体重 / 千克	体重变化 / 千克	BMI / （千克 / 米²）	备注
第1周	1					
	2					
	3					
	4					
	5					
	6					
	7					
第2周	8					
	9					
	10					
	11					
	12					
	13					
	14					
第3周	15					
	16					
	17					
	18					
	19					
	20					
	21					
第4周	22					
	23					
	24					
	25					
	26					
	27					
	28					

阴道炎治愈后不影响怀孕

阴道炎对备孕的影响

　　备孕女性如果患有阴道炎，是否影响怀孕，应视情况而定。根据阴道炎的类型和程度判断，若是轻度阴道炎则不影响怀孕，严重阴道炎则会影响生育，导致无法怀孕或怀孕后流产，建议尽早寻求专业妇科医生的指导和帮助，确诊并治愈后再怀孕。

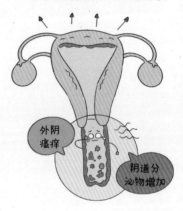

容易导致盆腔炎、受孕困难等。

外阴瘙痒

阴道分泌物增加

小贴士

阴道炎最好在孕前治好

　　阴道炎会导致阴道分泌物增多，影响精子在阴道内的穿行。真菌性阴道炎在怀孕后可能加重。如果是顺产，部分新生儿可能会出现鹅口疮或红臀。为了宝宝的健康，有阴道炎的女性还是治愈后再怀孕比较好。

日常生活细节调养方案

☑ 用温水清洗外阴或温水坐浴 5 分钟左右可缓解瘙痒，不需要用任何洗液，也不要清洗阴道里面。特殊情况需要用洗液的，请遵医嘱。

☑ 清洗外阴后，用干净的毛巾、纸巾擦干，保证外阴的干燥清洁。

☑ 穿纯棉舒适的内裤，每日换洗，阳光晒干，避免阴干。不穿一次性内裤。

☑ 大便后，使用不带香味的厕纸从前往后即从外阴到肛门进行清洁擦拭。

☑ 在生理期，不要使用有香味的卫生棉条、卫生巾或护垫。每隔两三个小时更换一次卫生产品，保持外阴部干爽。

☑ 避免滥用抗生素，以免导致菌群失调引起阴道炎症。

☑ 减少熬夜，避免压力，合理锻炼，增强免疫力。

● 阴道炎的治疗一定要彻底，不能症状稍有缓解就自行停药，这会使得炎症很容易复发，最好遵医嘱用药，及时复诊。如有需要，患者的丈夫也需要在医生的指导下同时用药。

写下需要调整的生活细节吧

多囊卵巢综合征
会因不能正常排卵而影响生育

如何诊断多囊卵巢综合征？

临床上有月经异常、不孕、多毛、肥胖等症状，诊断要结合临床检查确定，需要做激素水平（血清雄激素、促卵泡激素、黄体生成素等）检查和超声检查，并排除其他疾病。

多囊卵巢综合征导致不孕多为无排卵性不孕，原因在于卵巢囊壁过厚，导致卵子无法排出，无法与精子结合，明显的表现为闭经。

小贴士

身体毛发突然增多需警惕

如果发现身体的毛发不正常地变多，比如女性嘴唇上的汗毛变重显现出"小胡子"，腿上变得"毛茸茸"的，往往是身体内在病变在体表的体现。身体多毛可能是卵巢不排卵的侧面表现，是多囊卵巢综合征的症状。这是由于"下丘脑-垂体-卵巢轴"功能失调，导致卵巢长期不能排卵，雄激素水平增高，使身体出现多毛的现象。

备孕促排卵，因人而异、切忌盲目

诱导排卵可以帮助患有多囊卵巢综合征的女性、不能正常产生黄体生成素（LH）从而妨碍卵泡排出的女性，或者是在排卵后的黄体阶段不能产生足够的黄体酮从而无法保证受精卵在宫内顺利着床的女性。

● 年龄在 35 岁以下、已经被诊断为因激素不平衡而导致月经不规律的女性，进行诱导排卵是最容易成功的。

养护卵巢从日常生活做起

- ☑ 少饮冷饮，少吃生冷食物。适量摄入新鲜蔬果，多吃豆制品。
- ☑ 早睡早起不熬夜，保持充足的睡眠。保证适量运动，不要久坐。
- ☑ 女性要经常保持心情愉快，学会自我调节，良好的心理状态有助于卵巢保养。
- ☑ 不碰烟酒。尤其是吸烟，对卵巢伤害特别大，严重者甚至会导致更年期提前。
- ☑ 和谐的性生活能推迟卵巢功能退化。
- ☑ 避免多次流产手术，也应避免长期服用避孕药。

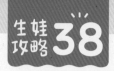
高血压，备孕记得这三点

血压控制到什么情况可以怀孕？

高血压病患者怀孕前，首先要经医生检查血压高的原因，评估高血压的合并症以及是否有血管病变，高血压的药物治疗宜遵医嘱选择适于妊娠期和哺乳期的药物。评估病情和用药后，即可以怀孕。

备孕女性的血压如果只是轻度升高，要注意休息、低盐饮食，血压控制得当，是可以怀孕的。如果高血压病已经持续一段时间，并产生了一些并发症，就应暂缓怀孕，检查身体状况，待血压及并发症控制后再考虑怀孕。

- 非同一天测量3次上肢血压，收缩压（即"高压"）≥ 140毫米汞柱，和 / 或舒张压（即"低压"）≥ 90毫米汞柱，便可诊断为高血压病。

为什么孕前一定要调控血压？

孕前患有高血压病的女性怀孕后易患妊娠期高血压疾病，妊娠期高血压疾病会导致蛋白尿及明显水肿，严重时会出现心脑血管意外等，容易导致早产、流产、胎儿发育迟缓等。所以，在孕前就应将血压控制在正常范围内。

备孕期通过饮食调血压

☑ 控制食盐摄入量

对于高血压患者，每日食盐摄入量最好不超过5克。这5克，除了包括烹调用的盐以外，还应包括食物中所含的"隐形盐"。

☑ 警惕隐形盐

隐形盐指酱油、酱类、咸菜以及高盐食品等中看不见的盐，过量食用同样会导致钠超标。

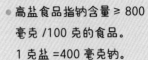

- 高盐食品指钠含量 ≥ 800 毫克 /100 克的食品。
- 1 克盐 =400 毫克钠。

! 酱类、咸菜、酸菜等腌制食品。

! 火腿肠、午餐肉、牛肉干等加工食品。

! 薯条、薯片等膨化食品。

! 酱油、味噌、咖喱等调味品。

☑ 补钾、钙等营养素助降压

饮食是控制血压最重要的方法之一，这其中的秘密就是食材中所含的降压营养素，如蔬菜和水果富含钾、钙、镁、膳食纤维、维生素C 等有助于降压的物质，以及很多宝贵的抗氧化物质，有助于保护血管健康。

☑ 蔬菜每天至少 3 种

《中国居民膳食指南（2022）》推荐每天摄入300～500克蔬菜。高血压患者每天摄入蔬菜至少3种，最好5种以上。

- 摄入的蔬菜中，深色蔬菜要占到总量的一半以上。富钾蔬菜如菠菜、芥蓝、空心菜、口蘑等可多吃。

☑ 合理补充水分

水分摄入过少会导致血容量不足、血液黏稠度增高。每天推荐饮水量为1500～1700毫升，约7杯水。清晨的第一杯水更为关键，以慢饮150～200毫升温开水为宜，可以促进血液流通，减轻血管压力。

高脂血症，
孕前就应把血脂降下来

高脂血症对怀孕有什么影响？

　　患高脂血症的孕妇发生妊娠期糖尿病和妊娠糖耐量减低的概率增高，且高脂血症产妇出现羊水过多、胎儿宫内窘迫的概率也明显增大。但这只是说与健康孕妇相比，患高脂血症的孕妇出现某些妊娠期疾病的可能性增大。

高脂血症者孕前要注意什么？

　　建议患有高脂血症的女性孕前做详细的孕前检查，如肝功能、身体质量指数评价等，医生会根据检查结果指导患者饮食和运动。经过治疗和调理后，可在医生指导下怀孕。另外，有高脂血症病史的女性在产检时应和医生沟通，必要时检测血脂情况。

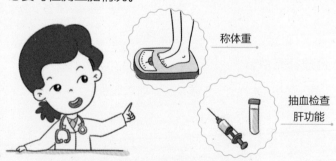

称体重

抽血检查
肝功能

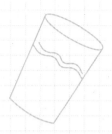

孕前怎么通过饮食调血脂？

- ☑ 控制总热量，避免脂肪堆积。
- ☑ 增加粗粮、杂豆类、薯类等富含膳食纤维的食物的摄入，加速胆固醇消耗。
- ☑ 选择高蛋白、低脂肪的白肉和瘦畜肉等，防止血脂异常。
- ☑ 多吃新鲜蔬果，有利于降血脂。
- ☑ 每天补水1500～1700毫升，适当喝清淡的绿茶和花草茶。
- ☑ 远离反式脂肪酸，少吃蛋糕、蛋挞、油炸食品等食物。
- ☑ 限制饱和脂肪酸的摄入，远离肥肉、肉皮、动物油、奶油等食物。

甲状腺疾病，甲亢甲减应对不一样

甲亢女性如何备孕？

☑ 建议治愈甲亢后再怀孕

甲亢患者是可以怀孕的，但在妊娠期，甲亢会增加胎儿流产、早产、生长发育迟缓的可能性，而且妊娠期治疗甲亢手段有限，还要顾忌到胎儿，所以一般建议治愈甲亢后再怀孕比较理想。

● 如果甲亢控制不理想，用最小剂量抗甲状腺药维持时病情反复，或者甲状腺明显肿大、突眼严重，可能需要手术或放射碘治疗，具体要向医生咨询。

甲亢的诊断	高代谢症状和体征
	甲状腺肿大
	血清总甲状腺素（TT_4）、游离甲状腺素（FT_4）增高，促甲状腺激素（TSH）减低

☑ 饮食建议

1.补充足够的能量，以防体重下降，每日能量摄入应比正常女性高15%~50%，可达到2070~2700千卡。可采用少量多餐的方式，每天5~6餐，每餐保证营养均衡。

2.禁食刺激性强的浓茶、咖啡、烟酒。

3.补充碘营养。适量的加碘盐和正常饮食中的碘，不会对妊娠造成损害，但海带、紫菜、海鲜等高碘食物应限制食用。

☑ 眼睛护理

1. 要避免用眼过度，出门最好佩戴墨镜。

2. 睡觉时垫高头部，可减轻眼部肿胀。如果眼睛闭合不全，建议使用眼罩。

3. 如果眼睛有异物感、感觉不适，不能用手直接揉眼，可以用转动眼球等方式缓解。

4. 饮食要限制钠盐的摄入，以减轻突眼症。

甲减女性如何备孕？

☑ 什么情况要怀疑甲减？

甲减的典型表现为畏寒、乏力、嗜睡、记忆力减退、少汗、体重增加、便秘，还有月经紊乱或者月经过多、不孕；体征上可能出现皮肤干燥、头发枯萎、脱发、唇厚舌大、面部眼睑水肿等。有以上这些表现，请尽快去内分泌科检查。

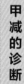
甲减的诊断

> 血清 TSH 增高，FT_4 减低，多考虑原发性甲减

> 血清 TSH 减低或者正常，TT_4、FT_4 减低，多考虑中枢性甲减

☑ 甲减患者病情稳定再怀孕

临床上，甲减女性计划怀孕需要在医生指导下采用左甲状腺素钠片治疗，将甲状腺激素水平恢复至正常，备孕期和孕期可以放心服用。

• 应空腹服用，与其他药品或者补充剂间隔服用。定期复查甲状腺功能，由医生调整剂量维持 TSH 达标后再准备怀孕。

☑ 饮食建议

1.补充碘盐的同时，每周应摄入含碘高的食物1～2次，如海带、紫菜、海产品等。

2.甲减女性体内白蛋白浓度会降低，每天应摄入优质蛋白质，如鱼肉、牛肉、大豆、牛奶等。

3.甲减女性常常伴有高脂血症，应适当限制脂肪摄入，每日脂肪供能在25%以下，并限制富含胆固醇的食物。

- 某些蔬菜有促甲状腺肿的作用，如卷心菜、萝卜、西蓝花、白菜、油菜等，日常应注意控制摄入量。

小贴士

调适心情有助病情恢复

甲状腺疾病与个人情绪、性格有很大关系，性格急躁、敏感、情绪不稳定、长期心情抑郁的人属于高发人群。在生活中应注意保持良好而平稳的情绪状态，适量吃一些缓解压力的食物，做一些缓解不良情绪的小运动或让自己专注、喜欢的事情等。

系统性红斑狼疮，做好妊娠计划很重要

系统性红斑狼疮影响生育吗？

系统性红斑狼疮是一种自身免疫性疾病，好发于生育年龄（20～40岁）女性。近年来，由于免疫抑制剂联合使用，疗效大大提高，预后改善。患者在医生的指导下，是可以考虑生育的。

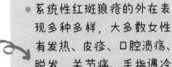

- 系统性红斑狼疮的外在表现多种多样，大多数女性有发热、皮疹、口腔溃疡、脱发、关节痛、手指遇冷变颜色等，可引起肾、心、肺、脑等脏器损害，所以需要系统治疗。

系统性红斑狼疮发病是综合各种因素的结果，受遗传、环境、感染、内分泌和自身免疫等因素影响。这个病只能说是有遗传易感因素，而不是遗传病。虽有新生儿红斑狼疮的发生，但大多数患者的宝宝是健康的。

系统性红斑狼疮的妊娠期风险

非缓解期的系统性红斑狼疮患者容易出现流产、早产和死胎，发生率约30%。用于控制疾病的某些药物可能会影响胎儿的生长发育。此外，妊娠会使本身的疾病加重，甚至危及母胎健康。因此，患有系统性红斑狼疮的女性需要谨慎考虑怀孕这件事。

做好计划妊娠

妊娠会导致病情加重，甚至危及母胎生命。本病患者应在风湿免疫科、产科和生殖科医生保驾护航的基础上进行备孕怀孕。一般来说，患者达到以下条件可以考虑妊娠。

1. 经正规治疗，病情缓解至少半年以上，无重要器官受损。

2. 24 小时尿蛋白定量 <500 毫克。

3. 泼尼松使用 <15 毫克 / 天。

4. 停用免疫抑制剂，如甲氨蝶呤、环磷酰胺、霉酚酸酯、来氟米特、雷公藤等。

● 如果出现严重的重要器官受累、妊娠期并发症等情形，是绝对禁止继续怀孕的，若铤而走险，最终可能危及母胎生命。

孕检不容忽视

建议在孕 28 周前每 4 周随诊 1 次，孕 28 周后每 2 周随诊 1 次，必要时缩短产检间隔。因为疾病活动度能影响妊娠结局，至少每 3 个月到风湿科门诊进行一次疾病活动度的评估。

小贴士

日常生活养护要点

孕妈妈应保持愉悦的心情、避免劳累、外出注意防晒，平时居家需要测血糖、血压，谨遵医嘱，切勿自行调整控制病情的药物。若出现皮疹、关节肿痛、脱发、泡沫尿等异常表现，应及时就诊。

便秘别忽视，孕前调整好

应调理好便秘再怀孕

如果备孕期没有适时调整便秘，孕期在孕激素的作用和日益增大的子宫的压迫下，会加重便秘，还易引发痔疮，孕早期的严重便秘甚至有引发流产的危险。所以，有便秘症状的女性，一定不要忽视，调理好以后再怀孕，能减少孕期的隐患。

小贴士

严重便秘应及时就医

备孕期间，如果便秘严重了，通过日常饮食、运动调理等没有效果时，应到正规医院的消化内科就诊，应在医生的指导下谨慎地使用可以软化粪便的药物，比如一些作用温和的渗透性泻药，不要擅自使用开塞露。

改善便秘的要点

1	多喝水，清肠排毒
2	多吃蔬菜和粗粮，增加膳食纤维摄入
3	补充益生菌，改善肠道菌群
4	补充松子、核桃等油脂类食物，可润滑肠道
5	养成定时排便的习惯
6	排便时集中注意力，不要看书、玩手机、看报纸
7	每天坚持运动，促进肠道运动
8	保持身心愉悦，放松心情

纠正缺铁性贫血，
补铁剂 + 食补效果好

缺铁性贫血药补放在第一位

缺铁性贫血患者应在医生的指导下补充铁剂。在口服铁剂两周后血红蛋白逐渐上升，一个月后贫血可纠正，此后，仍需服用2～3个月甚至更长时间，以补充体内的铁储存量。如不能耐受口服铁剂，可改用针剂注射，同时配合服用维生素C，以利于铁的吸收。当血红蛋白低于60克/升时，可少量多次输血或输红细胞。

不贫血时坚持食补

如果经过一段时间治疗后，血常规检查正常了，可以进行以食补铁。

1. 适量多吃含铁丰富的动物血、肝脏、肾脏，其次是瘦肉、鱼类和海鲜等。

2. 不要在饭后短时间内喝茶，更不要喝浓茶，因为茶叶中的鞣酸可阻碍铁的吸收。

3. 牛奶及一些中和胃酸的药物会阻碍铁质的吸收，尽量不要与含铁食物一起食用。

小贴士

四物汤治疗贫血

四物汤是中医补血、养血的药方，由当归、川芎、白芍、熟地黄四味药组成。

具体方法：取当归10克、川芎8克、白芍12克、熟地黄12克，用水煎成汤剂，1日服用3次。早、午、晚饭后半小时服用。

第 3 章

备孕冲刺期
91~150 天
调养身体至最佳状态

补对关键营养素，好孕自然来

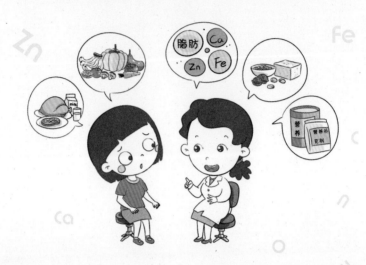

蛋白质

作用： 改善女性自身免疫，提高身体抗病能力。

推荐摄入量： 55 克 / 天。

优质来源： 瘦肉、蛋、奶、大豆及其制品等。

锌

作用： 维持生殖系统健康。

推荐摄入量： 女性 7.5 毫克 / 天，男性 12.5 毫克 / 天。

优质来源： 牡蛎、牛肉、紫菜、芝麻、花生等。

钙

作用： 补钙，促进胎儿骨骼发育。

推荐摄入量： 800 毫克 / 天。

优质来源： 牛奶、酸奶、海米、虾、大豆及其制品等。

铁

作用： 预防和纠正贫血。

推荐摄入量： 男性 12 毫克 / 天，女性 20 毫克 / 天。

优质来源： 动物肝脏、动物血、瘦肉、木耳、海带、紫菜、芝麻等。

维生素 E

作用： 增加精子的生成，提升受孕力。

适宜摄入量： 14 毫克 / 天。

优质来源： 植物油、坚果种子、小麦胚芽等。

膳食纤维

作用： 促进肠胃蠕动，预防和缓解便秘。

适宜摄入量： 25～30克/天。

优质来源： 全谷物、豆类和新鲜蔬果等。

碘

作用： 参与甲状腺激素的合成，促进身体的生长发育。

推荐摄入量： 120 微克 / 天。

优质来源： 海带、紫菜、碘盐等。

叶酸

作用： 预防胎儿神经管畸形。

推荐摄入量： 400～600 微克/天。

优质来源： 深色蔬果、动物肝脏、豆类、叶酸片等。

小贴士

咖啡能不能喝?

支持：

√ 提神醒脑，激发灵感。

√ 小剂量摄入咖啡因并不增加流产、低体重儿等不良后果的发生。

反对：

✕ 过量咖啡因容易对胎儿的中枢神经系统造成损害，影响智力发育。

结论：

可以喝，咖啡因控制在200 毫克 / 天以下，约350 毫升咖啡。

加强锻炼，提升怀孕概率

孕前运动把身体调到最佳

- ☑ 加速新陈代谢，排出体内毒素。
- ☑ 使人心情愉悦，调节内分泌，有助于受孕。
- ☑ 增强机体的适应能力，促进排卵，利于受孕。
- ☑ 有助于以后的顺产和产后恢复。

选择轻松的运动方式

散步

散步是很普及的有氧运动，只要有一双合适的鞋子、一套轻便的运动服就可以。此外，每个人的身体状况不同，所适合的速度也不同，备孕夫妻要找到适合自己的速度，轻松愉悦是非常重要的。

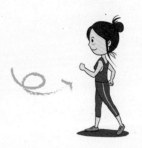

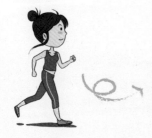

慢跑

对于想提高运动强度的备孕夫妻来说，慢跑是个不错的选择。要想使慢跑取得良好的效果，速度应以跑步时能轻松地和身边的人聊天为最佳。

游泳

游泳能增强心肺功能，有助于锻炼备孕夫妻的柔韧性和耐力，能迅速消除疲劳并缓解精神压力，不会给身体带来负担。

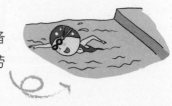

夫妻瑜伽：伸展运动

1. 女方俯卧，双手向前伸直，男方蹲坐，手握女方的双脚。

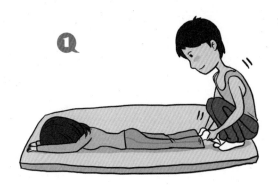

2. 男方紧握女方双脚后缓缓起身，轻摆女方的双腿以放松其腹部和腿部肌肉，注意，不要扭伤女方的腰部。

3. 男方转至女方正前方，紧握女方的双手并轻摆，以放松女方上身的肌肉。

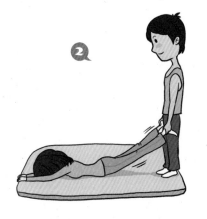

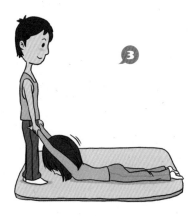

夫妻瑜伽：放松脊椎

1.女方端坐，两腿自然分开，双手向后伸展。男方坐于女方身后，双脚抵住女方的背部，握住女方的双手，双腿自然弯曲。

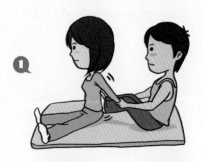

2.男方用脚从胸椎到腰椎依次按摩女方的背部。男方再次用双脚抵住女方的背部上方，同时慢慢伸直双腿。女方低头，以活动颈椎。

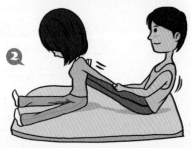

今天你的运动达标了吗？

★ _____   ★ _____

运动时长 _____ 小时   消耗热量 _____ 卡路里

今日饮食记录

早 餐 _____   午 餐 _____

晚 餐 _____   其 他 _____

放飞心情，迎接小宝贝

备孕夫妻特别想怀孕的时候，急迫的情绪往往会占据整个大脑，失去了性生活的浪漫感觉。此时，再加上家中老人或周围其他人的影响，过于紧张的情绪反而导致不易怀孕。

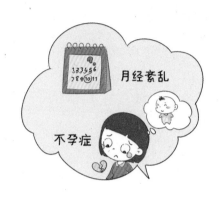

如果女性长期处于焦虑紧张的情绪之中，往往会造成内分泌失调，表现为无排卵和月经周期紊乱。

排卵和月经周期受下丘脑－垂体－卵巢性腺调节轴的调节。其中下丘脑起主导作用，相当于"司令部"，对外发布信号。当人心烦易怒、发脾气、情绪抑郁时，下丘脑的功能就会受到抑制，无法下达指令。因此，卵子不能发育、成熟和排出，怀孕就无从谈起了。

小贴士

怀不上，夫妻都可能有问题

许多夫妻迟迟怀不上孩子，去医院诊室，都表现出强烈的"生育焦虑"，特别是一部分男性，会非常烦恼。女性承担的生育压力几乎是男性的双倍，当一个女人怀不上孩子或者反复流产，都会被认为是女方的原因。但其实，怀不上，也可能是男性的原因，如精子数量少、无精、精子活力差等，齐心协力解决问题才是关键。

缓解压力的 20 个方法

1. 别把怀孕当唯一"正事儿"。
2. 男性应多多理解和体贴妻子，增加优孕可能。
3. 两次月经期间安排一次旅行，放松身心。
4. 静坐冥想，平稳心绪。
5. 泡个热水澡。
6. 睡一觉。
7. 对着镜子笑一笑。
8. 找人聊天。
9. 听舒缓的音乐。
10. 做深呼吸。
11. 做个按摩。
12. 到户外呼吸新鲜空气。
13. 看一部温情或搞笑的电影。
14. 伤心时大哭一场。
15. 参加一场社交活动。
16. 写一篇日记。
17. 喝一杯咖啡或绿茶。
18. 做一份健康的营养餐。
19. 不要和他人比较。
20. 活在当下，计划明天。

来一次意料之中的意外怀孕

食色，性也。吃饭和性生活都是人生的平常事，是日常生活的一部分，孩子在备孕期偶然到来，这样是最好的，建议大家在筹备之中"意外怀孕"。备孕夫妻不用刻意在排卵这天才同房，愿意哪天同房，兴致来了就同房，过度纠结哪天同房，反而会造成心理压力过大。周围有不少人，做十年的试管婴儿都怀不上，不管这件事情反而怀上了。孩子的到来是自然而然的，是偶然的、巧合的，不要太刻意！

适合备孕看的纪录片

☑ 《万有引力》
☑ 《宝贝儿》
☑ 《生门》
☑ 《怀胎九月》
☑ 《婴儿的秘密生活》
☑ 《奇妙的蛋生》
☑ 《中国喜事》
☑ 《子宫日记》
☑ 《人生七年》

给备孕男性的温馨提醒

要调整的生活习惯

1.管理体重，男性若有体重超重、肥胖的问题，建议先进行体重管理，把体质指数BMI（体重÷身高^2）值维持在18.5~23.9kg/m^2，若同时有中心性肥胖，建议把腰围控制在90厘米以内。

2.戒烟戒酒至少三个月，不要久坐，也不要长时间骑行。

3.不要穿紧身三角裤，最好穿较为宽松的平角内裤。

4.不要经常洗桑拿，桑拿浴温度可达40℃以上，会影响精子的生长发育，导致弱精、死精等。

5.尽量不要使用电热毯，否则会影响精子的生成和成熟。

6.趴着睡不利于生育。趴着睡觉时，阴囊在一个温度较高的环境下，会对精子的生成造成不利的影响。

7.长时间侧睡可能使精索打结，精索出现打结就像交通堵塞了一样，没有营养供给的睾丸在12小时以后就有缺血、坏死的危险。因此，备孕男性不宜长时间侧睡。

8.男性最好采取仰卧的睡姿，备孕期间更是如此。

9.保证睡眠，保持心情愉悦，不要紧张焦虑，放松心态。

10.男性的精子生成周期为80~90天，为了拥有一个健康的宝宝，备孕男性如需用药，应跟医生确认药物对生育的影响。

11.和妻子一起学习孕育相关知识，提前了解怀孕时可能出现的问题，出现问题合理应对。

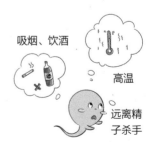

吸烟、饮酒

高温

远离精子杀手

备孕男性怎么吃?

三餐怎么吃精子质量高?

怎么吃早餐?

1. 主食以稀的、液体类为主,比如粥、面条,最好可以选择饱腹感强的杂粮粥、杂豆粥等。

2. 蔬菜、水果选择饱腹感强的,蔬菜多用拌、蒸等少油的方式烹调。

3. 蛋白质类食物要选择低脂的,比如,脱脂牛奶。

4. 不吃油炸食物以及甜食。

合理吃午餐

1. 午餐为全天提供的热量和营养素是最多的,一般要占到40%,午餐不仅要吃还要吃好,才能让身体各项机能高效运行。

2. 午餐如果经常在外食用,点菜的时候要尽量点少油的菜,比如,凉拌的、蒸的、煮的、汆的。

3. 午餐不要吃得太咸,以免增加肾脏负担,还容易引发高血压等疾患。

晚餐既要清淡又要少

1. 晚餐应该以蔬菜、全谷物、豆制品或蛋类为主。

2. 主食不能不吃,长期不吃主食容易导致营养不良,但是主食可以适当减少,或者吃饱腹感强的杂粮粥,也有助于减少热量摄入。

3. 搭配凉拌蔬菜、焯拌蔬菜或清炒蔬菜,或者吃少油的炖菜。

4. 瘦肉和鱼可以少吃一点,最好经常用豆制品或蛋类来替代。

适度运动，打造优育好男人

每天、每周锻炼计划

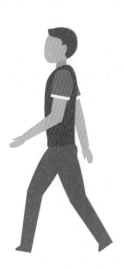

每天 30 分钟有氧运动

有氧运动有助于呼吸得更深，从而提高血液中的氧含量。有氧健身的效率越高，心脏、肺以及血管传输氧的效率就越高，更利于完成健身任务。此外，有氧运动可以增强自身的体力。有氧健身包括快走、慢跑、太极、游泳、舞蹈等，尽可能保持每天 30 分钟的有氧运动。

每周 2 次力量训练

力量训练有助于保持肌肉含量，提升骨骼力量，保持肌肉健壮，还有助于减轻体重，改善生殖能力。

每周保持 2 次力量训练，如哑铃训练、杠铃训练等负重训练，以及徒手深蹲、俯卧撑、引体向上等自重训练。

每天 1 次核心肌群训练

核心肌群指的是腹部以及骨盆周围的肌肉，负责保护背部及保护脊椎的稳定。核心肌群训练可以训练肌肉，以更好地支撑脊椎，提高上半身和下半身肌肉的灵活性。

每周至少 3 次柔韧性及延展性训练

延展性训练可以提升柔韧性，改善关节活动范围。同时，定期的延展性训练还可以帮助缓解压力。此外，延展性训练可以减少运动时身体受伤。

备孕男性这样运动最适宜

1.注意运动时间和事前准备。每天的运动时间控制在30~45分钟，不要太长，以不感到疲劳为准。运动时要穿上宽松的衣服，以利于散热。

2.最好选择那些对身体能够产生一定的锻炼效果，又不会过度劳累的运动，如外出郊游、慢跑、游泳等。适量运动的标准是运动结束后四肢不酸、不觉得累。

3.运动贵在坚持，长期坚持才能收到好的运动效果。定期参加一些自己喜欢的运动，如游泳、打乒乓球等，不仅能享受运动带来的乐趣，而且能够缓解压力，对下一代的健康起到促进作用。

4.一些不合适的运动要避免，如快跑、踢足球等。

小贴士

"猫步"可强肾

有研究发现，"猫步"有增强性功能的作用。"猫步"的特点是双脚脚掌呈"1"字形走在一条线上。中医认为，走"猫步"时，除了能增强体质，缓解心理压力外，由于姿势上形成了一定幅度的扭胯，这对人体私密处能起到一定程度的挤压和按摩，可达到强肾、增强性功能的作用。

因为人体会阴部有个会阴穴，会阴穴属任脉，走"猫步"能够按摩刺激会阴穴，不仅有利于泌尿系统的保健，而且有利于整个机体防病强身。

第 **4** 章

成功受孕这个月
151~180 天

等待幸"孕"敲门

为受孕营造一个好的环境

打造舒适的环境促进优生

新装修的房子不宜马上入住

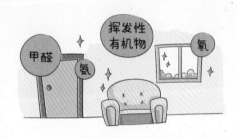

新装修的房子会散发出甲醛、氡、氨等有毒气体，对女性来说，容易引起月经紊乱、不孕症；对已经怀孕的女性，容易导致流产等。所以，备孕夫妻不要住进新装修的房子。

房间布局要合理

房间的整体布局要以舒适为原则，空间不一定很大、很宽敞，但要科学合理地设计。合理的布局能够让夫妻生活更加舒适，心情更加愉悦，感情也会更好，从而有利于孕育宝宝。

居室内的温度和湿度要适宜

一般居室内的温度夏季保持在17～26℃，冬季保持在16～23℃，湿度保持在40%～60%为佳。温度过高或过低都会引起人的情绪波动，使人烦躁不安或抑郁，从而间接影响排卵或卵泡成熟，不利于妊娠。

适宜摆放在室内的植物

吊兰、芦荟、富贵竹、绿萝、文竹、铁线蕨等植物，摆放在居室内能够净化空气，吸收有害物质。此外，在家中摆放合适的绿植，还能缓解眼睛疲劳，有益放松身心。

备孕夫妻需要远离的环境

1. 决定怀孕前，家庭成员特别是女性要避免居住刚装修的房屋。

2. 远离有害物质。

× 某些化学制品，如苯、甲苯、甲醛、二硫化碳、一氧化碳、
　杀虫剂、除草剂等。

× 某些金属，如铅、镉等。

× 某些麻醉药品、化疗药品。

× 放射性物质。

3. 适当减轻自己的工作强度，
减少工作压力。

4. 戒掉烟酒，远离噪声环境。

小提示

用药遵医嘱

在看病、体检时，应把已婚待孕的情况告知医生，实在有必要用药的，要在医生的指导下慎重地进行选择，以避免不利因素对孕育健康宝宝的内环境造成影响。

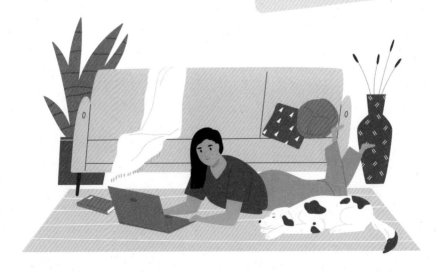

提高受孕率，同房有讲究

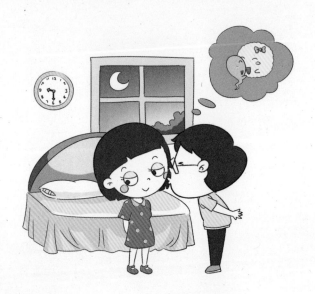

排卵期前要节欲

排卵期前，要适度减少性生活的次数，使男性养精蓄锐，以产生高质量的精子，同房次数过疏或过密都不利于受孕。通常，要在排卵期同房前节欲3～5天，以保证足够数量的高质量的精子。

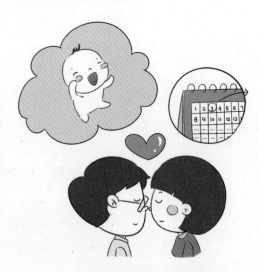

排卵期同房，怀孕率高。

同房前后关键点

同房前不宜吃得太油腻

性生活前摄入过多油腻食物的话，会抑制睾丸激素的分泌，影响男性的性功能。况且房事前不宜过饱，七八成饱即可。

选择最好的体位，让精子更顺利地进入子宫

好的同房体位，可使妻子更容易达到受精的目的。夫妻双方希望要宝宝时，同房的体位以让阴茎能深入射精、精液能汇集在子宫附近为着眼点，这可以使精子容易进入子宫，在输卵管中与卵子结合。

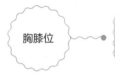

女性跪着，放低胸部，并抬高臀部，这种体位阴茎固然无法深入，但阴道腔的位置降低，利于储存精液。

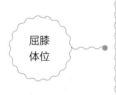

女性弯曲双腿，把双脚放在男性肩上，这样能使阴道大为露出，阴道的距离也可缩短，使阴茎更加深入。同时，由于后阴道腔的位置较低，利于贮藏射出的精液，不致倒流出来。此外，还可以在女性臀部垫一个小枕头，能帮助精子游向子宫颈口，增加进入子宫的机会。男性射精后，最好等到阴茎变软再抽出。

采用这两种体位时，女性最好在男性射精后平躺 30 分钟，这可使精子进入子宫更顺畅。

小贴士

不要用酸性液体进行清洁

在同房前，切勿用酸性液体（如醋等）来清洗阴道，因为酸性液体会杀伤精子。此外，洗涤时应只洗外阴。

如何知道自己怀孕了?

五个怀孕信号

基础体温上升

一般来说，排卵前基础体温较低，排卵后基础体温会升高，并且会持续2周左右，如果体温稍高的状态持续3周以上，基本上就可以确定为怀孕了。

困乏劳累

如果你此时已经怀孕了，那么，你会容易感到劳累，睡眠有所增加，这是激素变化造成的。

呕吐

怀孕之后最明显的征兆之一就是呕吐，可能你会对某些气味特别敏感，或者特别讨厌某些食物。

1 **2** **3** **4** **5**

停经

对于月经周期稳定的女性，如果月经推迟1周以上，基本可以确定为怀孕。但也不要急于判断，也有环境变化或精神刺激引起月经推迟或闭经的可能。

白带增多

怀孕时白带开始增多。如果白带太多，可能患有阴道炎症。如果白带呈红色出血状，一定要向医生咨询。

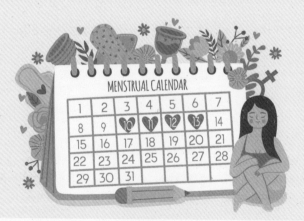

MENSTRUAL CALENDAR

1	2	3	4	5	6	7
8	9	10	11	12	13	14
15	16	17	18	19	20	21
22	23	24	25	26	27	28
29	30	31				

确认怀孕的 4 种方法

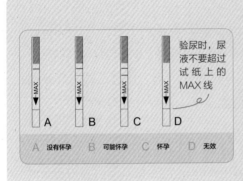

A 没有怀孕　　B 可能怀孕　　C 怀孕　　D 无效

验孕试纸
准确率 99%

如果经期推迟了，可以在家用"验孕试纸"检测。一般受精后 14 日，就可以测出来了，孕早期最好使用晨尿测试。一定要按照说明书操作，是把试纸插到尿里，不是把尿泼到试纸上。不管第二道线明不明显，只要有印儿，就有怀孕的可能。第二道印越明显怀孕的可能越大。

基础体温
需要坚持测

排卵后的基础体温要比排卵前高出0.5℃左右，并且稍高的体温会持续12～14天，直至月经前1～2天或月经第1天才下降。如果继续测试5～10天，基础体温一直没有下降，可以推测已经妊娠。

B 超
排除宫外孕

如果仅仅是为了确认是不是怀上了，不建议去做，因为通常胚胎要大于 45 天，B 超才能测出来。但为了排除宫外孕，确认怀孕 45 天后很有必要去做一下。

验血
准确率 100%

这是准确率很高的方法，卵子受精后 7 日即可在血清中检测出人绒毛膜促性腺激素（HCG），一般是采静脉血。要是想不那么纠结，快点确定，去医院验血是第一选择。这样你还可以及时知道体内的激素水平。

好好呵护来之不易的小胚芽

孕50~60天是"事故"高发时段

在现实生活中，孕50~60天胎停育的例子特别多，而且往往停得莫名其妙。面对孕50~60天这一"事故"高发期，孕妈妈们应该特别当心。在这个时期，孕妈妈们千万不要发脾气，避免情绪激动，也不要长途旅行，更不能太劳累。

阴道出血警惕先兆流产

阴道出血是先兆流产的最直接症状，胚胎的绒毛从母体的子宫肌壁上剥离时可引起阴道出血。若胚胎绒毛剥离的面积小，则阴道出血量少，胚胎的存活尚无大碍，还有保胎的希望，医学上称之为"先兆流产"。如果剥离的面积大，则阴道出血量多，胚胎的营养供应受到严重影响，此时保胎的希望就很小了。

在孕 8 周前，因为胚胎的绒毛发育不成熟，与母体联系不牢固，稀疏的绒毛很容易从母体剥离。在这个时期若有激烈的性生活，或者过度的劳累、负重、搬扛重物、腹部撞击、长途旅行颠簸等，就容易引起剥离。

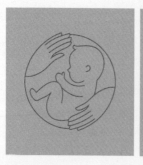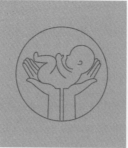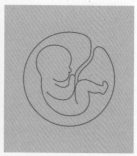

阴道出血伴腹部痉挛或腹痛要排查宫外孕

如果孕妈妈有腹部痉挛或腹痛及阴道出血，就存在宫外孕的可能，此时应尽早进行超声检查，以确定妊娠位置。若人绒毛膜促性腺激素（HCG）水平大于 2000 mIU/mL[①]，则通过阴道超声检查

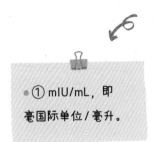

● ① mIU/mL，即毫国际单位/毫升。

可以见到宫内妊娠；若 HCG 水平大于 6000 mIU/mL，则通过腹部超声就可以见到宫内妊娠。如果通过超声检查在子宫内没看到有孕囊，而在子宫外面看到包块的回声了，有可能为宫外孕。

孕早期避免性生活

准爸妈要节制自己的性欲，一旦发现怀孕，应在孕 12 周内避免性生活，以免造成流产。因为此时胚胎正处于发育阶段，特别是胎盘和母体宫壁的连接不紧密，如果进行性生活，可能会造成流产。一般到孕中期，胚胎稳固后，可进行适当的性生活。

孕早期能用药吗？

怀孕后，整个孕期都不宜擅自用药，否则有致畸风险。但这并不是说孕妇生病了只能硬抗，而是不要自行用药，发生任何症状都要及时就医，听取医生建议，需要用药物治疗的时候，要严格遵医嘱。药物对胎儿可能产生不良影响。

孕早期预防感冒并谨慎用药

预防感冒的要点

1 在冬、春季病毒性感冒流行的时候，孕妇应该尽量避免到人多、空气污浊的地方，尽量避开患感冒的人群。

2 在室内需要经常通风、保持室内清洁。

3 要增加营养，提高机体免疫力。

4 多到户外活动，多晒太阳，增强体质，提高机体对气候变化的适应能力。

5 在人员密集的室内场所，应该戴口罩，回家后要用淡盐水漱口，勤洗手。

不小心吃了感冒药，这个孩子还能要吗？

陈大夫回复： 首先要明确的是，吃药不一定会造成胎儿畸形，因为胎儿到底会不会受影响，与感冒药的成分、剂量、服用时间等有关系，可咨询医生。如果服药剂量小、时间短、药性温和，可先跟踪胎儿的发育情况，再决定是否继续妊娠。不能因为服过药而随意终止妊娠。

感冒了怎么办？

情况一

感冒了，但不发热，或者发热时体温不超过 38℃。

巧处理

增加饮水、补充维生素 C、充分休息。如伴有咳嗽，可在医生的指导下服用一些不会对胎儿产生影响的药物。

情况二

体温在 39℃以上，并持续 3 天以上。

巧处理

如果感冒发生在理论上的下次月经来潮前（相对于末次月经而言），即排卵以后 2 周内，用药可能对胎儿没有影响。

小贴士

有些禁用药，孕妈妈一定要提高警惕

凡是含有以下成分的药，孕妈妈不能擅自服用：阿司匹林、双氯芬酸钠、苯海拉明、布洛芬、右美沙芬等。此外，孕早期要禁用含有愈创甘油醚的药物，这种成分主要用于祛痰、镇咳。

如果过了一周感冒还未缓解，并且日益加重，孕妈妈应尽快就医，千万不要硬扛，也不要随便吃药。

算一算预产期

按末次月经推算

预产期月份

月份＝末次月经月份－3（相当于第2年的月份），或＋9（相当于本年的月份）

例如：末次月经月份是2023年5月，预产期就应该是2024年2月。末次月经月份是2024年1月，预产期就应该是2024年10月。

预产期日期

日期＝末次月经日期＋7（如果得数超过30，再减去30以后得出的数字就是预产期的日期，月份则延后1个月）

例如：末次月经日期是2023年5月15日，所以预产期就应该是2024年2月22日。

以上的推算法仅针对经期为28天的孕妈妈。如果月经周期是35天，则预产期要推迟7天; 月经周期是25天，则预产期要提前3天。以此类推。

如果月经周期比较长，比如，每一个半月（6周）来一次月经，那么你的排卵期就可能在月经周期的第四周，预产期就可能推后2周。

还有一种情况，就是把阴道出血误以为是月经，那就需要结合前一次的月经时间来综合判断了。

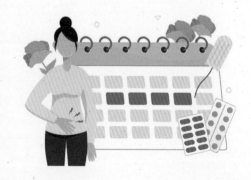

根据 B 超检测推算预产期

　　多数女性通常都是在末次月经的1个月后才意识到自己怀孕了，很难确切地说出最后一次来月经的日子。还有些女性的月经周期并不是很准，所以很难计算出准确的预产期。这种情况下就需要结合B超检查来推算了。通过测量子宫与胎儿的大小来估算出末次月经第一天的日期，再推算预产期。一般来说，妊娠8周就可以通过B超检测估计胎龄了。对于月经周期规律者，可以在妊娠11~13周做NT（胎儿颈后透明层厚度）检查时同时完成对孕周的核对。

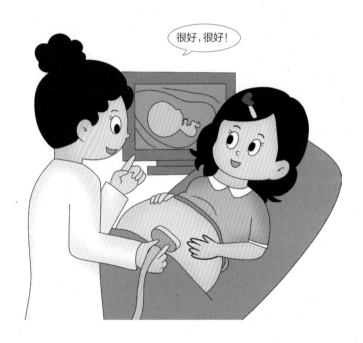

1月 (Jan)

10/8 **1**	10/9 **2**	10/10 **3**	10/11 **4**		
10/15 **8**	10/16 **9**	10/17 **10**	10/18 **11**		
10/22 **15**	10/23 **16**	10/24 **17**	10/25 **18**		
10/29 **22**	10/30 **23**	10/31 **24**	11/1 **25**		
11/5 **29**	11/6 **30**	11/7 **31**			
10/14 **7**	10/21 **14**	10/28 **21**	11/4 **28**		
10/13 **6**	10/20 **13**	10/27 **20**	11/3 **27**		
10/12 **5**	10/19 **12**	10/26 **19**	11/2 **26**		

2月 (Feb)

11/8 **1**	11/9 **2**	11/10 **3**	11/11 **4**		
11/15 **8**	11/16 **9**	11/17 **10**	11/18 **11**		
11/22 **15**	11/23 **16**	11/24 **17**	11/25 **18**		
11/29 **22**	11/30 **23**	12/1 **24**	12/2 **25**		
11/14 **7**	11/21 **14**	11/28 **21**	12/5 **28**		
11/13 **6**	11/20 **13**	11/27 **20**	12/4 **27**		
11/12 **5**	11/19 **12**	11/26 **19**	12/3 **26**		

3月 (Mar)

12/6 **1**	12/7 **2**	12/8 **3**	12/9 **4**		
12/13 **8**	12/14 **9**	12/15 **10**	12/16 **11**		
12/20 **15**	12/21 **16**	12/22 **17**	12/23 **18**		
12/27 **22**	12/28 **23**	12/29 **24**	12/30 **25**		
1/3 **29**	1/4 **30**	1/5 **31**			
12/12 **7**	12/19 **14**	12/26 **21**	1/2 **28**		
12/11 **6**	12/18 **13**	12/25 **20**	1/1 **27**		
12/10 **5**	12/17 **12**	12/24 **19**	12/31 **26**		

4月 (Apr)

1/6 **1**	1/7 **2**	1/8 **3**	1/9 **4**		
1/13 **8**	1/14 **9**	1/15 **10**	1/16 **11**		
1/20 **15**	1/21 **16**	1/22 **17**	1/23 **18**		
1/27 **22**	1/28 **23**	1/29 **24**	1/30 **25**		
2/3 **29**	2/4 **30**				
1/19 **14**	1/26 **21**	2/2 **28**			
1/18 **13**	1/25 **20**	2/1 **27**			
1/17 **12**	1/24 **19**	1/31 **26**			

黑色日期代表你末次月经的起始日。

彩色日期代表你的预产期。

预产期日历——一眼看出预产期

5月 (May)

日	1	2	3	4	5	6	7	8	9	10	11	12	13	14	15	16	17	18	19	20	21	22	23	24	25	26	27	28	29	30	31
末次月经	2/5	2/6	2/7	2/8	2/9	2/10	2/11	2/12	2/13	2/14	2/15	2/16	2/17	2/18	2/19	2/20	2/21	2/22	2/23	2/24	2/25	2/26	2/27	2/28	3/1	3/2	3/3	3/4	3/5	3/6	3/7

6月 (Jun)

日	1	2	3	4	5	6	7	8	9	10	11	12	13	14	15	16	17	18	19	20	21	22	23	24	25	26	27	28	29	30
末次月经	3/8	3/9	3/10	3/11	3/12	3/13	3/14	3/15	3/16	3/17	3/18	3/19	3/20	3/21	3/22	3/23	3/24	3/25	3/26	3/27	3/28	3/29	3/30	3/31	4/1	4/2	4/3	4/4	4/5	4/6

7月 (Jul)

日	1	2	3	4	5	6	7	8	9	10	11	12	13	14	15	16	17	18	19	20	21	22	23	24	25	26	27	28	29	30	31
末次月经	4/7	4/8	4/9	4/10	4/11	4/12	4/13	4/14	4/15	4/16	4/17	4/18	4/19	4/20	4/21	4/22	4/23	4/24	4/25	4/26	4/27	4/28	4/29	4/30	5/1	5/2	5/3	5/4	5/5	5/6	5/7

8月 (Aug)

日	1	2	3	4	5	6	7	8	9	10	11	12	13	14	15	16	17	18	19	20	21	22	23	24	25	26	27	28	29	30	31
末次月经	5/8	5/9	5/10	5/11	5/12	5/13	5/14	5/15	5/16	5/17	5/18	5/19	5/20	5/21	5/22	5/23	5/24	5/25	5/26	5/27	5/28	5/29	5/30	5/31	6/1	6/2	6/3	6/4	6/5	6/6	6/7

注：预产期日历中3月、4月、5月、7月、12月之所以出现这种情况，是因为预产期日历与公式计算法相比，预产期会相差1～2天。公式计算法是按照经期为28天的标准计算的，而预产期日历是以实际日期逐日推算的，并且有的月份天数不一样。

9月 (Sep)

			6/8 **1**	6/9 **2**	6/10 **3**	6/11 **4**
6/12 **5**	6/13 **6**	6/14 **7**	6/15 **8**	6/16 **9**	6/17 **10**	6/18 **11**
6/19 **12**	6/20 **13**	6/21 **14**	6/22 **15**	6/23 **16**	6/24 **17**	6/25 **18**
6/26 **19**	6/27 **20**	6/28 **21**	6/29 **22**	6/30 **23**	7/1 **24**	7/2 **25**
7/3 **26**	7/4 **27**	7/5 **28**	7/6 **29**	7/7 **30**		

10月 (Oct)

			7/8 **1**	7/9 **2**	7/10 **3**	7/11 **4**
7/12 **5**	7/13 **6**	7/14 **7**	7/15 **8**	7/16 **9**	7/17 **10**	7/18 **11**
7/19 **12**	7/20 **13**	7/21 **14**	7/22 **15**	7/23 **16**	7/24 **17**	7/25 **18**
7/26 **19**	7/27 **20**	7/28 **21**	7/29 **22**	7/30 **23**	7/31 **24**	8/1 **25**
8/2 **26**	8/3 **27**	8/4 **28**	8/5 **29**	8/6 **30**	8/7 **31**	

11月 (Nov)

			8/8 **1**	8/9 **2**	8/10 **3**	8/11 **4**
8/12 **5**	8/13 **6**	8/14 **7**	8/15 **8**	8/16 **9**	8/17 **10**	8/18 **11**
8/19 **12**	8/20 **13**	8/21 **14**	8/22 **15**	8/23 **16**	8/24 **17**	8/25 **18**
8/26 **19**	8/27 **20**	8/28 **21**	8/29 **22**	8/30 **23**	8/31 **24**	9/1 **25**
9/2 **26**	9/3 **27**	9/4 **28**	9/5 **29**	9/6 **30**		

12月 (Dec)

			9/7 **1**	9/8 **2**	9/9 **3**	9/10 **4**
9/11 **5**	9/12 **6**	9/13 **7**	9/14 **8**	9/15 **9**	9/16 **10**	9/17 **11**
9/18 **12**	9/19 **13**	9/20 **14**	9/21 **15**	9/22 **16**	9/23 **17**	9/24 **18**
9/25 **19**	9/26 **20**	9/27 **21**	9/28 **22**	9/29 **23**	9/30 **24**	10/1 **25**
10/2 **26**	10/3 **27**	10/4 **28**	10/5 **29**	10/6 **30**	10/7 **31**	

怀孕不一定要辞职，上班也许更好

怀孕要不要辞职是很多职场女性面临的两难命题。其实这二者之间并不存在必然矛盾。在怀孕期间，如果身体允许的话，继续工作也许更好，只要注意将工作强度调整到恰当的程度，工作时间不要太长就好。

上班还是辞职？

1. 评估下家庭收入，是否支持？
2. 评估下身体条件，是否早孕反应严重？
3. 评估下工作环境，是否对怀孕有影响？

小贴士

影响怀孕的工作

备孕期男女，最好调离那些影响怀孕的岗位，比如，容易接触电离辐射、农药、重金属铅和汞、汽油、苯，以及容易接触化学药品的岗位，否则容易导致生育能力下降，怀孕后也有造成自然流产、胎儿畸形的可能。

了解一下上班的好处

1. 减轻家庭经济压力。
2. 集中精力工作可以缓解妊娠反应。
3. 增加运动量，有助于顺产。
4. 减少"致畸幻想"，忙碌会冲淡孕妈妈的各种担忧。
5. 规律作息，节奏可控，还能跟有娃的同事取取经。
6. 脱离岗位时间越短，顺利返岗的概率越大。

工作与生活提前做好规划

☑ 工作时不要过于娇气，力所能及的事情自己做。

☑ 经济上全盘考虑。产检、生宝宝、买衣服、补充营养等都需要费用，养育孩子更是需要不少开销，要提前有所准备。

☑ 电脑、手机、打印机的辐射都是非电离辐射，不会对胎儿造成影响，可放心使用。但是，不要在电脑前久坐，半小时站起来活动一下。

☑ 准备一点低糖的水果、点心等，工作间隙进行加餐。

☑ 定期产检是孕期的合法权益，提前做好计划，调整工作时间。

☑ 孕早期精力确实有限，在完成工作的前提下，尽量多休息。

☑ 孕中期除每月产检外，精力比较正常，可以在保障安全的前提下，全身心投入工作。

☑ 孕晚期产检频繁，加上身体越来越笨重，可能会对工作产生一些影响。建议提前做好交接计划，在孕 35 周前后就确保手上没有核心工作，避免因分娩突然提前而给自己、团队带来麻烦。

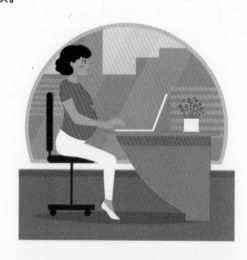

第 **5** 章

努力很久
还未怀上
试试人工受孕

别轻易贴上不孕不育的标签

备孕多久没怀上，才叫不孕不育？

医学上的"不孕症"是说夫妻间有正常性生活（有次数、有频率、不避孕），超过一年还没有怀孕。

如果你只是刚开始尝试一个月、三个月、六个月、八个月……别着急，再试试。

一年还没怀上，一定是身体有问题吗？

并不一定。备孕一年以上还没怀孕，建议先回顾下备孕期的生活。

1. 想想你们夫妻的性生活频率和时间是否不足。如果频率过少，或"完美"避开排卵期，怀孕的概率自然就小很多。

2. 想一想备孕期是不是压力大，有没有心情紧张什么的，这都会影响生殖内分泌，对你而言可能造成排卵障碍，对你老公来说可影响他的生殖功能。

如果上述的答案是肯定的，那就需要自我调节。比如，去看场电影、外出旅游，让夫妻双方都放松下来，用愉悦的心态享受性生活，说不定好孕会不期而至。

仍旧没怀上，身体哪里出了问题？

怀孕是一件很"复杂"的事情，需要经过很多的步骤，并没有想象中那样简单。任何一步出错，或是卵子、精子不合格，都会导致不孕不育。

怀疑自己不孕不育，要做什么检查？

男女双方身体出现问题，都有可能造成不孕不育，所以夫妻双方都要检查。

备孕男性一般需要到男科做体格检查、精液检查、内分泌检查、生殖器超声检查等。如果还有其他需要，可遵医嘱。

备孕女性的检查可以遵循由简单到复杂的原则，一般可能需要做：常规妇科检查、排卵监测、内分泌检查、输卵管通畅性检查、免疫学检查、染色体检查、宫腹腔镜检查等。

检查出身体有问题，是不是就要做试管婴儿了？

并不是，大部分"不孕不育"通过治疗后是可以自然怀孕的，只有少数需要做试管婴儿。

比如说，备孕女性有严重的输卵管堵塞、排卵障碍、子宫内膜异位症等，备孕男性有严重的少弱精子症甚至无精子症，丈夫或妻子存在染色体异常或家族遗传性疾病。

这些情况可以遵医嘱选择不同的辅助生殖技术。

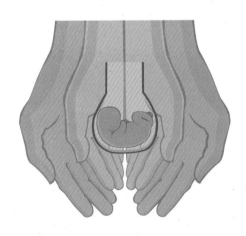

如何提高人工受孕的成功率?

当备孕夫妻已经为自然怀孕做了最大努力却仍不能怀孕的时候,就会考虑人工受孕。为了提高人工受孕的成功率,需要提前做好各方面的准备,如果你已经试图自然怀孕超过 1 年,应该向医生咨询,让医生安排做相关检查,然后根据检查结果以及你的个人意愿来考虑人工受孕。

需要为辅助治疗做哪些准备?

如果需要进行辅助治疗,就要做好时间、身体及心理上的准备工作。

☑ 夫妻二人要沟通好,一起参与。

☑ 确保你的工作与任何检查、治疗不冲突,避免因忙乱而弄得自己压力很大。

☑ 饮食要健康,使身体更强壮。

☑ 每周至少进行 3 次 30 分钟快走,有助于促进血液循环。

☑ 保持良好的情绪,做好充分的心理准备。

需要提前向医生咨询的问题

1. 为什么向我推荐这种特殊的治疗方式?

2. 有其他可以选择的治疗方式吗?如果有,为什么别的治疗方式不适合我呢?

3. 我需要吃什么药?这些药的不良反应是什么?

4. 可以预算一下需要多少花销吗?

5. 随后的检查和治疗中还会有更多的花费吗?

6. 我需要做哪些检查?

7. 什么时候开始治疗?

8. 你们将提供什么样的帮助或建议?

9. 如果这项治疗没有作用,我还有别的选择吗?

促排卵，因人而异，切勿盲目

年龄在35岁以下、已经被诊断为因激素不平衡而导致月经不规律的女性，进行诱导排卵是最容易成功的。

促排卵可以帮助患有多囊卵巢综合征的女性、不能正常产生黄体生成素（LH）从而妨碍卵泡排出的女性，或者是在排卵后的黄体阶段不能产生足够的黄体酮从而无法保证受精卵在宫内顺利着床的女性。

促排卵药的认识误区

1.太轻率，随便使用。

2.过于慎重，虽然有需要，但是迟迟下不了决心去使用。

各种促排卵药的作用

药名	具体作用
氯米芬	氯米芬是最常用、最具代表性的诱发排卵的药物，它适用于无排卵，但是体内有一定雌激素水平的女性
HCG （人绒毛膜促性腺激素）	具有促黄体激素的作用，在卵泡发育接近成熟时用药可以促进排卵。注射HCG后，第2天就会排卵
来曲唑	来曲唑属于芳香化酶抑制剂，月经第3天至第5天开始服用，每天2.5~5毫克，一共用5天
果纳芬 （注射用重组人促卵泡激素）	注射果纳芬是为了在卵巢内"募集"更多卵泡，一般注射10天左右，这段时间多个卵泡会同时发育，观察卵泡的生长情况，增大到一定程度时准备取卵
溴隐亭	适合无排卵伴有高泌乳素血症者

促排卵药的选择因人而异

氯米芬虽然比较常用，但是有些人并不适合用氯米芬，比如卵巢功能低下者，即下丘脑 - 垂体 - 卵巢轴（HPO 轴）功能不良的女性，这类人群最好用人类绝经期促性腺激素（HMG）。HMG 并不作用于下丘脑，而是直接作用于卵巢。

雌激素与氯米芬双管齐下效果更佳

几乎所有的妇产科医生在诱发女性排卵时都会使用氯米芬，然而研究一下医生们开出的处方就会发现，即使同样使用氯米芬，处方也会有所不同。

专家建议

如果氯米芬用量达到 100 毫克以上可加用雌激素，因为氯米芬有抗雌激素作用，服用后宫颈分泌物可能比较黏稠，精子不易进去，一般来说，医生会建议在月经第 8 天开始加一片补佳乐（戊酸雌二醇片）。

最简单的处方

服用 5 天的氯米芬，而没有其他辅助措施。

完善一点的处方

氯米芬 + 补佳乐。医生知道氯米芬有抗雌激素作用，因此让患者服用氯米芬后，马上提高雌激素，帮助卵泡发育。

小贴士

促排卵要听医生的

私自服用促排卵药会带来妇科疾病，甚至可能会诱发卵巢早衰。因为服用促排卵药物的女性往往自己体内的雌激素不足、子宫内膜较薄、黄体不足，这些可能导致受精卵着床困难，流产概率增大。因此，建议女性最好在医生的指导下服药。

关于试管婴儿

适合做试管婴儿的人群

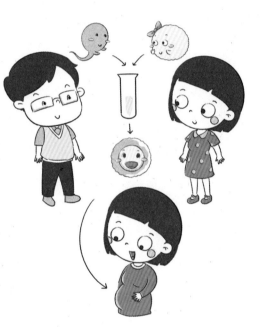

1. 输卵管不通的女性。

2. 激素分泌不平衡，而且已经尝试过其他治疗都没有怀孕的女性。

3. 无法解释的不孕。

4. 男方精子数量少或精子质量差。

5. 丈夫或妻子携带特殊的遗传疾病基因。

做试管婴儿的优缺点

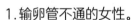

＜优点

1. 成功率正逐渐升高。

2. 辅助受孕方式中最切实有效的一种。

3. 对一些夫妻来说是怀孕的唯一机会。

缺点＞

1. 费用昂贵。

2. 非常耗时。

3. 需要感情和身体的支持。

4. 有怀多胎的风险。

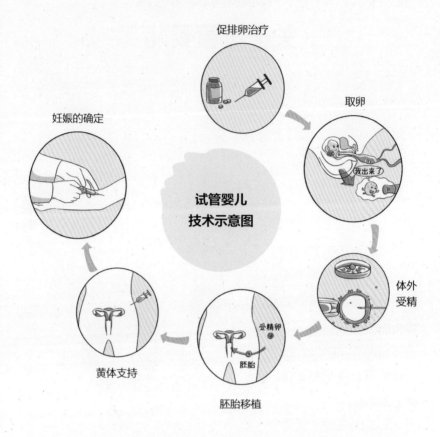

促排卵治疗

取卵

我出来了

妊娠的确定

试管婴儿
技术示意图

体外
受精

黄体支持

受精卵

胚胎

胚胎移植

25～35岁女性做试管婴儿成功率高

受患者的选择、临床治疗方法、实验室技术等因素影响，不同的试管婴儿中心成功率有所差异，一般试管婴儿中心移植周期的成功率是 30%～50%，部分试管婴儿中心移植周期的成功率为 60%～70%。

25～35岁的女性做试管婴儿的成功率高于30%～40%，有的能达到50%以上。35岁以后，成功率会逐渐下降，40岁时只能达到20%左右。

关于显微受精

如果是男性的原因引起的不育，如精子数量少、形态不佳、活跃性低等问题，这时普通的辅助生育技术效果不明显，显微受精技术则能很好地解决这一问题。

实施显微受精技术的对象

1. 对于重症不育男性患者，显微受精技术可使妻子成功受孕。但并不是只要注入精子，卵子就能受精，只有精子携带的遗传物质是正常的才行。

我只是到此一游

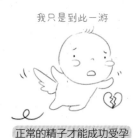

正常的精子才能成功受孕

2. 如果男性患有输精管堵塞性无精子，可在睾丸或附睾取精子，进行显微受精。

3. 如果男性患有与睾丸相关的疾病，在睾丸处的精子没有完全成熟，可通过显微手术提取精子，再进行体外显微受精。

4. 精子稀少、活跃度低、畸形等患者，普通体外受精失败的患者，在接受化疗和抗癌治疗前低温保存精子的癌症患者等，都可尝试显微受精。

实施显微受精技术的成功率

利用显微技术得到的受精成功率可达66.67%以上，通过其他方式得到受精的成功率为50%。受精后有80%的胚胎可正常发育，这些正常胚胎中有60%~65%可用于移植或低温保存。

实施显微受精技术的危险性

显微受精技术的畸形发病率和普通情况一样，都为3%~4%，但是染色体异常的案例中约有2/3是父亲引起的。即使采用了显微受精技术，也应做好产前检查，以及时发现可能存在的异常。

怀孕最高心法：

不焦虑放轻松，宝宝就来了

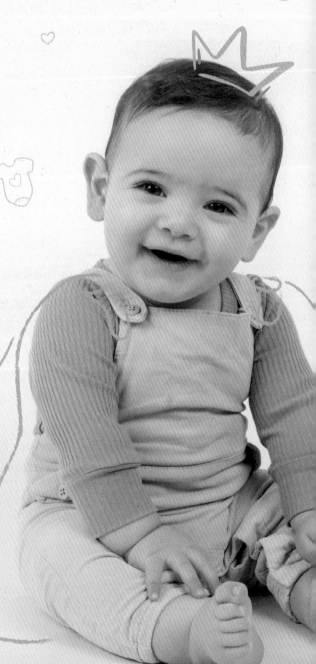